SOS
TOXIQUES
HORMONAUX

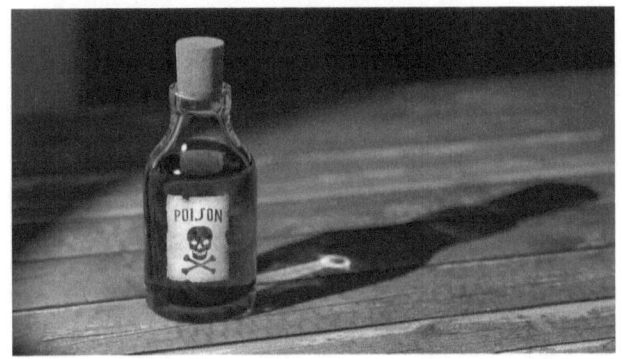

Dr Mario Vega Carbó
Endocrinologue

Première édition, 2020

Aux millénaires, pour leur santé présente et future

À mes enfants: Rocio, Mario, Fidel et Liuba

A mon petit-fils Richard et ses descendants

Bénédictions, à toute la race humaine

Table des matières

Présentation

Nous vivons avec eux quotidiennement. Ils sont présents dans l'air, sur terre, dans l'eau, dans les boissons, dans les aliments, dans les articles de nettoyage et d'hygiène personnelle, et dans des milliers d'autres produits. L ou pire de tout est que, à notre insu, affectent gravement notre corps , notre santé et celle de nos enfants.

Nous parlons de perturbateurs endocriniens, une série de substances chimiques ou biologiques, généralement produites par l'homme, qui altèrent les glandes responsables de la sécrétion naturelle des hormones qui régulent notre corps. Ces polluants «imperceptibles» peuvent sérieusement compromettre la santé des personnes et l'équilibre écologique de l'ensemble de l'environnement.

Perturbateurs endocriniens peuvent causer des changements neurologiques et l comportement interférer avec la fonction de la thyroïde, ce qui affecte la santé reproductive, fragilisent le système immunitaire et alter développement sexuel, entre autres conséquences. De plus, il peut augmenter les risques de diabète, d'obésité et de certains types de cancer.

Pour en savoir plus sur ce sujet, le Dr Mario Vega Carbo, médical spécialiste en endocrinologie, présente dans sa première édition, *SOS Toxiques hormonaux,* une ressource d'information qui permettra d' éduquer la population sur une question aussi importante que préoccupante, avec laquelle nous sommes constamment interaction.

Divisé en quatre sections allant des généralités, des substances toxiques, des effets sur la santé et des conclusions; Il s'agit d'un livre à lecture rapide, dans un langage clair et simple, destiné à tous les types de publics.

La première partie du texte définit les perturbateurs endocriniens comme des substances capables de modifier l'équilibre hormonal et la régulation du développement embryonnaire, qui peuvent avoir des effets néfastes sur la santé. Ils peuvent interférer, augmenter, bloquer ou diminuer les signaux chimiques des hormones, envoyant des messages confus au corps et générant des conséquences diverses, telles que des troubles liés à la santé génésique des femmes (cancer du sein et du vagin, infertilité, kystes ovariens , endométriose, avortements spontanés, syndrome des ovaires polykystiques, puberté précoce, parmi certains exemples), avec fonction reproductrice masculine (cancer de la prostate et des testicules, diminution de la qualité du sperme, infertilité, cryptorchidie, malformations congénitales), ainsi que complications métabolique qui compromet la qualité de vie des personnes (syndrome métabolique, diabète, obésité).

D'autre part, le système nerveux est également l'une des cibles des perturbateurs endocriniens. Des troubles neurologiques au cours du développement embryonnaire aux maladies psychiatriques et neurologiques (changements de comportement, trouble d'hyperactivité avec déficit de l'attention, capacité réduite à gérer le stress, agressivité, autisme, Parkinson) ont une forte composante environnementale influencée par ces contaminants dangereux.

Ce livre se concentre sur l'exposition des influences et des altérations causées par les soi-disant perturbateurs endocriniens sur les glandes du corps; Le lecteur sera en mesure de connaître les altérations de la fonction thyroïdienne, les anomalies des voies reproductives, les déviations sexuelles et les troubles cardiovasculaires, entre autres conditions de santé connexes, ainsi que les séquelles et les impacts sur la personne et sur les générations futures.

Ce texte vise à fournir les connaissances propres à la sensibilisation à la relance en relation avec le problème des toxines environnementales graves représentent pour la santé et susciter l'intérêt pour l'élaboration de mesures de prévention à tous les niveaux d'action. Vous êtes invités à faire un pas en avant pour votre santé et vos soins en lisant *SOS. Toxiques hormonaux.*

Partie I. Toxique. Aspects généraux

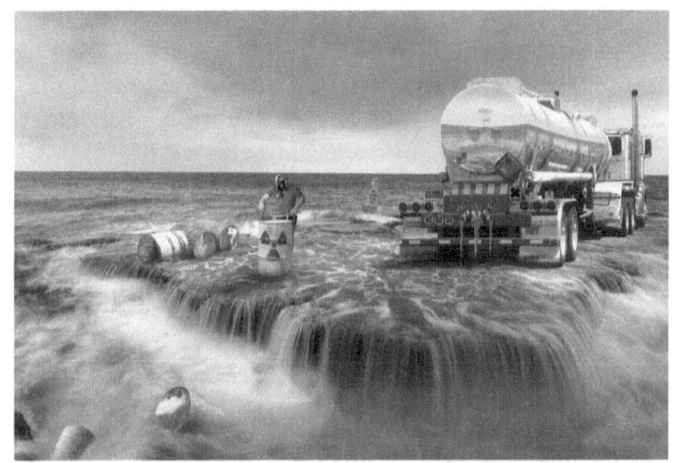

Chapitre 1. Au milieu d'un monde de chimistes

Si nous rassemblions dix personnes d'âges et de professions différents dans la pièce où vous vous trouvez actuellement, chacune d'entre elles pourrait vous parler d'un problème différent de pollution de l'environnement et, dans votre expression faciale sûre, vous verriez une reconnaissance.

La pollution est un problème qui n'échappe à la compression de personne, depuis notre phase préscolaire, nous avons entendu parler de la génération de déchets, du recyclage et de l'émission de substances toxiques, sachant qu'une telle contamination peut nous rendre gravement malades et lorsque cela se produit, il n'y a pas inverser.

Cela est démontré par les données de l' Agence européenne pour l'environnement en 2013, où il y a environ 30 000 décès dus à l' exposition au dioxyde d'azote, aux petites particules en suspension dans l' air et à l'ozone. Certaines maladies neurologiques, troubles métaboliques et certains types de cancers, comme vous le verrez plus loin dans ce livre, sont produits dans le corps par des agents environnementaux, encore plus que par des conditions génétiques ou des attitudes malsaines chez le patient.

Mais, nous ne sommes pas les seuls concernés . En fait, tout le règne animal souffre de pollution. Au cours des 69 dernières années, des altérations non négligeables ont été découvertes chez diverses espèces à travers la planète . Dans le lac Michigan, aux États-Unis, les aigles et les visons semblent avoir perdu l'instinct de s'accoupler et d'élever des nouveau-nés, tandis que les goélands du lac Ontario et certains alligators du lac Apopka ne connaissent même pas la lumière du jour où ils meurent avant de quitter l'œuf.

En Europe, les espèces disparaissent tout simplement. Les loutres dans certaines rivières en Angleterre, par exemple, et les phoques de la mer du Nord meurent massivement chaque année.

Il n'est pas facile de trouver une relation entre le cancer humain, la perte d'instinct chez les aigles et la mort massive des phoques, mais elle existe. Après de nombreuses années de recherche, il a été découvert que les dommages en commun résident dans le système endocrinien et qu'ils sont causés par l'exposition à des produits chimiques synthétiques. Certains polluants et produits chimiques qui sont actuellement utilisés dans l'industrie, ont la capacité d'altérer le système hormonal de tout être vivant, sont connus sous le nom de perturbateurs hormonaux ou perturbateurs endocriniens, ou par son acronyme en anglais EDC (*Endocrine disruptors*).

Dans les prochains chapitres, nous examinerons en détail différents types d'ECD et vers la fin du livre, nous énumérerons comment éviter l'exposition à cette substance, une tâche qui n'est pas simple si l'on tient compte du fait que l'industrie les utilise toujours dans la création de nombreux objets du quotidien.

Pour l'instant, nous nous concentrerons sur les concepts élémentaires pour comprendre l'urgence de ces toxines hormonales.

Quels sont les perturbateurs endocriniens?

Un perturbateur endocrinien est un produit chimique capable de modifier le système hormonal du

11

corps. Son effet est d'imiter ou de modifier l'effet des hormones, ce qui provoque des messages confus dans le corps et produit des dysfonctionnements. Ces substances sont peu présentes à l'état naturel, généralement dans l'industrie et une fois dans le corps de tout être humain ou animal affecte les fonctions vitales liées à la croissance et au développement sexuels.

L'effet des perturbateurs endocriniens est associé à divers types de cancer, aux malformations congénitales du système reproducteur, à l'infertilité, au diabète, à la puberté précoce, aux troubles de la prostate, aux troubles du comportement, à la perte de la qualité séminale, au déficit de l'attention, à la maladie et aux troubles de Parkinson, Cardiovasculaire, entre autres affections.

Le gros problème avec ces substances et la raison pour laquelle il est difficile de les contrôler, c'est que leur effet est cumulatif et irréversible et peut être transmis d'une génération à l'autre même si la première n'a manifesté aucune maladie. Nous ne savons toujours pas comment éliminer les EDC, comme le déclare le Dr Marisa López-Teijón, directrice de l'Institut Marqués de Barcelone:

«Toutes ces substances restent à l'intérieur du corps accumulées parce qu'elles ne peuvent pas être dégradées, tout comme lorsque nous voyons un sac en plastique au milieu de l'eau de mer. Continuez à nager mais il n'y a aucune chance que la nature sache comment l'éliminer. »

En effet, les EDC qui proviennent de la pollution agissent curieusement comme des contaminants dans notre corps, mais au lieu de flotter dans l'eau, ils s'accumulent pendant longtemps dans le tissu adipeux et d'autres organes. Depuis qu'elles sont devenues l'objet d'étude, ces substances ont été retrouvées dans l'urine, le lait maternel (animal et humain), le sang, les cheveux et le liquide amniotique.

Comment ces substances sont-elles classées?

Il existe de nombreuses façons de classer les perturbateurs du système endocrinien, cependant, nous n'en mentionnerons ici que deux pour faciliter un peu la compréhension du sujet. Selon leur activité au sein de l'organisme, les EDC sont classés comme:

- **Les œstrogénomimétiques:** dont l'action consiste à se lier aux récepteurs œstrogéniques et à imiter leur action naturelle.

- **Antiandrogènes:** ils se lient aux récepteurs des œstrogènes mais ne les activent pas, c'est-à-dire qu'ils contrarient leur action naturelle .

Ils peuvent également être classés selon leur origine comme:

- **Inthetic S :** Dont l'origine est anthropologique et liée à l'industrie.

- **Q uímicos naturelles :** Ils sont trouvés dans ali ments pour les humains et les animaux .

Formes d'exposition et de dispersion dans l'environnement

Le contact avec les perturbateurs hormonaux peut se produire par différentes voies, par exemple, les transferts de la

13

mère au fœtus, l'allaitement maternel, la consommation d'aliments et d'eau contaminés, l'inhalation et l'absorption par la peau.

Pour les reconnaître plus facilement, il est pratique de généraliser dans les formes d'exposition les plus puissantes, il est donc possible que vous entriez en contact avec ces substances par:

1.- Articles d'usage quotidien: Les crèmes pour le corps, les écrans solaires, les dentifrices, les détergents et les articles de nettoyage en général contiennent certaines quantités de phtalates, d'ignifugeants bromés et de paraffines chlorées, car ils sont utilisés lors de leur fabrication ou de leur stockage.

Ces perturbateurs hormonaux sont conservés dans le produit, mais en raison de l'utilisation et de l'exposition de l'environnement, certains composants migrent vers l'eau, le sol ou la peau. Pour cette raison, les bébés et les jeunes enfants, dont la tendance est de mettre des objets dans leur bouche, sont plus susceptibles de devenir contaminés.En fait, c'est une grande cause d'alarme car il est connu que de nombreux jouets ont actuellement besoin de divers EDC pour leur plastification.

2.- La nourriture: la nourriture est l'une des principales sources d'exposition aux perturbateurs endocriniens. Les aliments les plus risqués sont bien sûr ceux qui, dans leur formation et leur croissance, sont plus exposés aux herbicides, aux pesticides et aux émissions de type industriel, par exemple le poisson et les crustacés.

Les graisses naturelles telles que les huiles et les produits laitiers sont également sujettes à accumuler des concentrations élevées d'EDC en raison de l'affinité de ces substances pour les lipides.

3.- Industrie: Les heures de travail dans le secteur industriel représentent un risque de contamination par ces substances car elles sont le lieu où elles sont générées. Les problèmes actuels les plus fréquents concernant ce fait sont l'infertilité masculine et le cancer de la prostate.

De même, certains troubles de santé dans l'enfance reflètent un lien avec la profession des parents et le contact qu'ils ont eu avec les perturbateurs hormonaux.

4. Environnement: Une entrée en c ontact avec de l' air, l' eau et le sol contaminé par des produits chimiques provenant des activités industrielles et l' agriculture. Dans cet aspect, les deux environnements ruraux, où il y a de l'élevage ou des cultures, comme les grandes villes, sont touchés dans presque les mêmes proportions.

Mécanismes d'action

On pourrait dire que les perturbateurs hormonaux agissent comme des faussaires dans l'organisme, car une fois incorporés, ils agissent sur les récepteurs hormonaux et, comme leur structure est similaire aux hormones naturelles, les récepteurs naturels se lient et modifient leur fonctionnement normal de trois manières différent.

L'une des trois possibilités avec les EDC est qu'elles bloquent l'union des hormones naturelles en prenant leur place, de cette manière aucun signal n'est envoyé et donc aucune réponse n'est émise. Il agit comme un mécanisme d'inhibition. La deuxième possibilité est d'imiter, c'est-à-dire de copier l'action des hormones, d'émettre un signal et d'en générer une réponse.

Enfin, il existe la possibilité de modifier les concentrations normales d'hormones. Dans ce cas, les récepteurs reçoivent un signal qui indique qu'il existe un niveau hormonal dans le corps et modifie en réponse la production, le transport et l'excrétion.

Une fois dans le corps, les perturbateurs hormonaux agissent de la manière décrite ci-dessus, cependant, de nombreux facteurs influencent leur comportement chez un individu. Examinons quelques points clés:

- **Action à très faibles doses:** les perturbateurs, comme les hormones, peuvent agir à de très faibles concentrations, ce qui est défavorable car c'est précisément l'ampleur à laquelle nous sommes actuellement exposés.

- **Effet cocktail:** La grande majorité des EDC peuvent agir seules dans le corps ou en mélange avec d'autres substances, ainsi qu'elles peuvent être activées, inhibées ou diminuées en leur présence en présence d'autres substances.

- **Bio Grossissement :** Ce type de substance est bioacumulativ à , qui signifie que accumulent peu à peu dans le corps des êtres vivants, et transmis à partir d' un organisme à un autre lorsque l' on passe à travers la chaîne alimentaire.

- **Exposition dans les moments de vulnérabilité:** certaines périodes de la vie telles que la grossesse et la petite enfance rendent la personne plus sujette à la contamination et aux dommages causés par les perturbateurs.

• **Substance en état de latence:** Parfois, il peut s'écouler des années et des décennies avant qu'une maladie causée par les EDC ne se manifeste. De même, un saut générationnel peut se produire.

Avec ces informations élémentaires sur les perturbateurs endocriniens, nous pouvons creuser un peu plus pour connaître les toxines hormonales les plus courantes.

Partie II Les toxines hormonales les plus courantes

Chapitre 2. Biphényle polychloré - PCB

Biphényle polychlorés , mieux connu sous le nom des PCB, a été synthétisé pour la première fois fait plus d' un siècle, vers l'an 1 881 , au cours de laquelle Point d' on a découvert que cette substance est un feu, très stable, non durable tagduc et l' électricité et et s légèrement volatile à la salle environnement .

Toutes ces caractéristiques ont fait du PCB le candidat idéal pour l'industrie, mais pas pour le contact humain. Il a fallu attendre plusieurs années plus tard ont commencé à se faire sentir l'effet de causer la santé.

E l pol biphényl iclorado est - tá formé principalement de chlore, de carbone et d' hydrogène et le niveau de s moléculaire ou des formes de structure à deux anneaux, de sorte qu'il est extrêmement stable et résistant comme le clivage chimique et biologique au raves processus naturels, en d' autres termes, les organismes vivants et les cycles naturels ne peuvent pas le métaboliser.

Les PCB au quotidien

L'interdiction de l'utilisation des PCB a eu lieu en l'an 1972, avec les États-Unis le premier pays à établir la norme et éventuellement OTR à s nations , cependant, les effets de la substance restent aujourd'hui.

S elon à une étude de la toxicologie vétérinaire menée par Bursian S. en 2012, environ 31% du total de l PCB produit ans reste dans l'écosystème mondial et plus de 780 mille tonnes restent dans les vieux équipements électriques abandonnés dans la champ ou entrepôts sans contrôles efficaces.

De même, les biphényles sont présents dans les fluides diélectriques, les échangeurs de chaleur et les condensateurs, mais aussi dans les diluants de pesticides, les soudures, les adhésifs, les papiers calques, les sculptures métalliques et les lubrifiants pour turbines.

Risque de contamination

Si les PCB ont cessé d'être utilisés il y a près de quarante ans et se trouvent principalement dans les turbines et les anciens équipements, ils ne semblent pas constituer une menace proche, cependant, la contamination par cette substance n'est pas aussi compliquée qu'il y paraît, seules des situations spécifiques doivent se produire pour que cela se produise.

Lorsqu'un transformateur tombe en panne, en raison de vandalisme, d'accidents, de négligence ou d'explosions, le biphényle pénètre dans l'environnement et se dilate à travers l'eau de pluie et le ruissellement qui finit par entrer en contact avec le sol et entre dans la chaîne trophique où il passera d'un être vivant. autre.

Comme   il   est substance très peu biodégradable a été considéré   comme un C ontaminante O rgánico P ersistente (COP) , cela signifie que les séjours dans le med io environnement pendant de longues périodes, couvrant même des siècles.

Chapitre 3. D et oxines polychlorées

"D ioxines" est le terme générique utilisé pour désigner un très grand groupe de composés COP. S et on estime qu'il y sont environ 75 de telles substances d' odes eux ont le chlore de l' élément commun dans sa structure moléculaire.

Les DCs, comme ils sont communément appelés aux dioxines, sont pas synthétisés dans les laboratoires ou dans tous les secteurs de l' industrie, viennent en fait d'autres substances Químic qu'établit la combustion et bien qu'il puisse être considéré comme un soulagement, en fait, C'est un déclencheur encore plus puissant.

D'où viennent les dioxines?

Dans l'industrie du papier, au cours classique de blanchiment en utilisant du chlore moléculaire ou de l' hypochlorite, contenant également du chlore, et les deux substances à la réaction avec les structures de carbone présent dans le fait ra donne n lieu aux dioxines qui sont finalement transmis au moyen l'environnement.

Une autre façon de faire naître ces substances passe par divers processus de fabrication impliquant des substances chlorées, telles que les chlorophénols, qui sont utilisés comme antiseptiques, herbicides, conservateurs, désinfectants, pesticides et produits de préservation du bois.

L comme DCs également libéré dans l'air et l'atmosphère en général, par les émissions provenant des incinérateurs de déchets solides par les gaz émis par les véhicules tous les jours, la fumée de cigarette et de plantes oléagineuses. Le nombre de sources de cette substance au niveau urbain est très alarmant, dans notre quotidien.

Enfin, ils sont l'un des rares perturbateurs endocriniens pouvant être atteints dans la nature. Ils se forment pendant l'activité volcanique ou les incendies de forêt et leur état pur est clairement cristallin, mais lorsqu'il est mélangé avec des cendres et d'autres composés, il perd cette apparence.

Sont-ils dangereux?

On pourrait dire qu'une dioxine est dangereuse selon le type de substance qu'elle est. Comme nous l'avons dit précédemment, il existe des centaines de dioxines, mais la plus toxique est la 2,3,7,8-TCDD ou la 2,3,7,8-tétrachlorodibenzo-p-dioxine.

Le Centre international de recherche sur le cancer (CIRC) et le ministère de la Santé des États-Unis considèrent le tétrachlorodibenzo comme un cancérogène potentiel et une substance très dangereuse en général.

La TCDD est responsable de divers effets métaboliques, neuromusculaires et du système nerveux central. Il est également connu pour avoir des effets tératogènes, c'est-à-dire qu'il s'agit d'un agent capable de provoquer un défaut congénital ou une mutation dans l'embryon pendant la grossesse.

Le chlorocné est l'un des effets les plus connus de la TCDD, il consiste en une éruption cutanée similaire à l'acné des adolescents, mais les boutons et les kystes sont produits par la disparition des glandes sébacées en raison de l'exposition à cette substance. L'un des plus grands risques de cette substance est sa capacité à se disperser. Les particules plus grosses, en raison de leur poids, seront déposées près de leur source, c'est-à-dire le sol ou l'eau près de l'incinérateur ou de l'usine, mais le reste s'évapore et est transporté dans toutes les directions.

Une fois dans l'eau ou sur terre, les dioxines pénètrent facilement dans la chaîne alimentaire et ce n'est qu'une question de temps avant qu'elles n'atteignent notre corps.

Chapitre 4. Pesticides organochlorés

Un pesticide est une substance qui éradique certains animaux et plantes qui, aux fins d'une culture, sont considérés comme des ravageurs. La nature n'a pas recours à ces types de pratiques car l'ordre qui régit les écosystèmes est responsable de la régulation de chaque espèce, mais comme le système naturel a été brisé, nous, les humains, devons recourir à des armes chimiques conçues par nous-mêmes.

Les composés organochlorés sont des substances qui ont été très utilisés siècle dernier pour créer pesticides, par dichlorodiphenyltrichlorethane puis (DDT) est le composé préféré, a même été utilisée pour contrôler le moustique *Anopheles*, qui transmet le paludisme.

Le gros problème avec le DDT et d'autres composés organocl prier vous sortir de la « sale douzaine » est sa grande stabilité chimique. Leur structure en forme d'anneau en fait de grandes ressources pour exterminer les ravageurs, mais une fois à l'intérieur de l'organisme animal, il continue de causer des dommages.

Les organochlorés au soleil aujourd'hui

L'utilisation du DDT pour la fabrication de pesticides a été interdite aux États-Unis environ en 1972 et de grands efforts ont été faits pour minimiser l'utilisation d'autres organochlorés après la Convention de Stockholm, mais ces substances sont toujours maintenues dans l'atmosphère depuis date.

De nombreux pays utilisent encore du DDT et d'autres substances dans certains produits ménagers pour éliminer les insectes, il est donc pratique d'analyser les facteurs d'exposition qui nous mettent en danger.

Pollution de l'atmosphère: Pour plus rapidement, les pesticides sont normalement appliqués avec des pulvérisateurs, il est donc très facile de contaminer l'air de cette façon et de permettre le transport de la substance vers d'autres régions ou de s'élever à d' autres niveaux de l'atmosphère où ils réagissent dans la lumière du soleil et les autres composés qui sont déjà là.

Sol: Les substances organochlorées sont incorporées dans le sol en absorbant la substance après la pulvérisation ou également par voie aérienne. Une fois déposés ici, ils passent dans les plans d'eau ou subissent des processus de dégradation et d'évaporation.

Plans d' eau: Les pesticides organochlorés et les substances qui sont produites au contact de l'environnement sont transportés par voie aérienne ou terrestre vers les écosystèmes aquatiques, et de là naissent plusieurs possibilités. Ces substances peuvent se bioamplifier, se dégrader, rester inchangées ou retourner dans l'atmosphère à travers le cycle de l'eau.

Le but ultime de ces voies est bien sûr le tissu adipeux et certains aliments d'origine végétale, car ce sont des substances insolubles dans l'eau mais similaires aux lipides, comme en témoigne une étude réalisée en Suède dans les années 70, où du DDT a été trouvé chez les porcs et les bovins.

Ainsi, ce perturbateur endocrinien dont la mission est d' attaquer les fléaux de notre nourriture ne remplit plus son travail une fois qu'il atteint notre corps et même si elle ne nous touche pas de la même manière, provoque certainement tort à OU à la santé.

THE DIRTY DOCENA

Il y a douze substances utilisées dans le monde qui, étant donné leur nature chimique, sont devenues un grand conflit. Au sein du groupe, nous trouvons:

P sticides: Aldrin, C lordane, D ieldrine, E ndrin , H eptacl gold, M irex, T oxafeno et DDT .

P roduits industriels: H exaclorobenceno et P biphényles.

R ésidus activité industrielle: Dioxines et F Ouranos .

Chapitre 5. Substances perfluorées

Le cinquième perturbateur endocrinien que nous présenterons dans le livre ne voyage ni dans l'atmosphère ni dans l'eau comme cela se produit avec les précédents, il est entré dans votre maison au moment où vous avez acheté certaines choses d'usage quotidien.

Les poêles antiadhésives, les détergents spéciaux pour le nettoyage des tapis, certains vêtements imperméables, les lubrifiants, les cirages pour sols et certains produits capillaires contiennent des substances perfluorées, tout comme certains pesticides et émulsions utilisés au niveau industriel.

La famille des composés perfluorad ou S est grande, mais l ou s importance les plus toxiques sont le sulfonate de perfluorooctane (SPFO) et perfluorooctanoate (PFOA), qui en fonction de la C onvention Stockholm classé comme C ONTAMINANTS O rgánicos P ersistante (COP) .

Une fois découvert le risque posé par les étapes des substances perfluorés ont été prises pour empêcher son utilisation, il s remplaçais le plus dangereux par d' autres de la même famille qui se sont tournés en mauvaise une menace, p ero selon l'avis des experts de cette ce n'est pas assez.

Dans un certain nombre de la revue *Environmental Health Perspectives*, pour l' année 2015 a été publié l à «Déclaration de Madrid», appelant à l' attention de plus de 200 scientifiques qui affirment que les fabricants de substances perfluorés ne suffit pas de fournir des informations sur leur toxicité et qu'en outre, des alternatives devraient être recherchées sans fluor, car ce serait une solution définitive.

L'utilisation de substances perfluorées de la même famille ne peut pas être une vraie solution car la dégradation peut provoquer du SPFO ou de l'APFO, ou générer leurs propres effets toxicologiques.

PFC, grossesse et allaitement

Comme les substances perfluorées sont dans notre propre maison, la grossesse et les jeunes enfants sont les plus susceptibles en raison de leur état naturel, en fait, ils sont les principaux touchés. Selon une étude sur l'immunotoxicité perfluorée, réalisée par Philippe Grandjean de l'Université du sud du Danemark, les PFC peuvent générer un cancer des testicules chez les enfants exposés pendant la grossesse ou affecter leur système immunitaire.

Dans une autre étude réalisée par Damià Barceló, directrice de l'Institut Catalan de Recherche sur l'Eau (ICRA), le lait maternel de vingt femmes avec des nouveau-nés a été analysé et dans 99% des cas, un faible nombre de PFC a été trouvé, sans Cependant, une seule femme a montré un niveau élevé, ce qui rendait la nourriture un risque pour le nourrisson, comme recommandé par l'Autorité européenne de sécurité des aliments

D'autre part, lors de l'analyse des préparations pour nourrissons et des aliments céréaliers pour bébés, Damià Barceló a découvert des PFC à faible dose et on suppose qu'ils proviennent de l'emballage et ont donc démontré deux choses importantes: (1) Premièrement, la grande majorité La population a une certaine quantité de substances perfluorées dans son corps; et (2) en second lieu, nous devons être très prudents lorsque nous prenons soin d'un nouveau-né ou d'un enfant.

Chapitre 6. Phtalates

Les phtalates sont une famille de substances composée au total de quatre-vingts membres créés synthétiquement. Dans l'industrie, son prix est très bas et il se révèle être un matériau très polyvalent, il a donc été largement utilisé depuis sa création.

Actuellement, vous pouvez obtenir ces substances dans les peintures et les vernis, les jouets, les argiles à modeler, les cosmétiques, les matériaux de construction, les produits de nettoyage, les fournitures médicales, les adhésifs et les adhésifs ménagers, les encres d'imprimantes, les tissus et les pesticides.

L les phtalates de sont principalement utilisés en tant que plastifiants, ils sont incorporés dans le vin yle, par exemple, pour suavizarl ou souple et élastique et à faire. Il est également utilisé comme fixateur de parfum, comme c'est le cas avec les produits de nettoyage et les cosmétiques. Auparavant, il était largement utilisé pour fabriquer des jouets et des articles pour bébés, mais grâce à la facilité avec laquelle le composé migre et se loge dans le corps, son utilisation était interdite.

Comment nous parviennent-ils?

L phtalates d'os non chimiquement liaison à d'autres substances qui sont mélangés de telle sorte que se dégagent graduellement au fil du temps, sont utilisés ou exposés à la chaleur. Ainsi, l'exposition à ces substances est continue et cumulative. P hink en toutes choses en plastique qu et sont exposés tous les jours et pour combien de temps.

En plus de cela, les phtalates sont émis par toute industrie qui utilise la substance à n'importe quelle étape de son processus de fabrication, de sorte qu'il n'y a pas d'échappatoire, ils sont présents dans toute la population mais dans une plus ou moins grande mesure, cependant, leur l'action n'est pas immédiate, il peut s'écouler des années avant la manifestation de tout symptôme.

Luis Domínguez, professeur de toxicologie à la Faculté de médecine de l'Université Las Palmas de Gran Canaria, explique que les phtalates pénètrent par la peau, par les voies respiratoires ou digestives, passent dans la circulation sanguine et sont distribués dans tout le corps et ils atteignent les cellules des tissus, où ils attendent indéfiniment.

Espérons que des mesures d'interdiction ont été établies autour de ces substances, mais cela n'a pas donné les résultats escomptés. Une enquête menée auprès de la population américaine indique que dans l'organisme des 11 000 personnes étudiées, les phtalates, dont l'utilisation est interdite, ont été remplacés par de nouveaux non encore réglementés.

Il semble alors que nous vivons très près de ces substances, nous pourrions les considérer comme un élément chimique comme d'habitude pour nous comme l'oxygène, mais combien il peut être nocif pour notre santé et quelles mesures nous pouvons prendre, reste à voir.

Chapitre 7. Bisphénol-A

Le septième perturbateur endocrinien de la liste est très associé à la nourriture.En fait, lorsque vous mangez un aliment emballé, il est fort possible que vous preniez une certaine dose de bisphénol-A dans votre corps.

Le bisphénol-A ou BPA est un produit chimique industriel utilisé depuis plus de cinquante ans comme revêtement pour les boîtes de conserve et pour la fabrication de plastiques, résines et CD en polycarbonate.

Les bouteilles d'eau, les contenants alimentaires en plastique préservent, des bouteilles, des jouets pour les enfants en bas âge et certains contenants de boissons gazeuses sont des produits; d et une utilisation quotidienne, nous sont exposés à cette substance. Comme vous pouvez le voir, le bisphénol est courant pour nous étant donné l' utilisation constante de plastique.

Selon le Center for Disease Control and Prevention (CDC), plus de 90% des Américains ont des traces de BPA dans le corps, sans toutefois dépasser la «dose journalière tolérable». Les enfants, en revanche, ne courent pas aussi chanceux. L' Autorité européenne de sécurité des aliments (AESA) a publié en 2013 un rapport expliquant que les enfants âgés de 3 à 10 ans sont beaucoup plus exposés au bisphénol car la consommation alimentaire, en fonction de leur poids corporel, Il est supérieur pendant cette période qu'aux autres âges.

De l'emballage au corps

E l BPA, comme autant de perturbateurs endocriniens, est présent dans l' air, l' eau et le sol, mais en petites quantités qui ne représentent pas un gros risque, le vrai problème se pose lorsque NBT est clair du plastique contenant et Cela arrive à la nourriture.

La migration du BPA peut se produire d'une bouteille au liquide, au moment où un récipient est chauffé au micro-ondes, lorsqu'il est congelé ou lorsqu'il est conservé à l'intérieur du réfrigérateur. Avec les «plastiques sûrs», cela tente de minimiser.

Le polyéthylène téréphtalate (PET) et le polypropylène (PP) sont deux matériaux qui transmettent jusqu'à 0,01 mg / kg , une quantité inférieure par rapport aux boîtes et autres types de plastiques utilisés dans le même but.

Migration du bisphénol - A

Pour que le bisphénol quitte le plastique, certaines conditions spécifiques doivent se produire, par exemple, lorsque le pH des aliments est faible (acide), la migration est plus élevée, comme dans le cas des jus d'agrumes, de la sauce tomate et des boissons gazeuses.

De même, la détérioration du plastique, la température, le temps d'exposition et le type de matériau utilisé pour fabriquer l'emballage influencent la quantité de bisphénol qui passe dans les aliments.

Chapitre 8. Parabens

Si nous continuons à faire une maison tour des perturbateurs endocriniens qui ont été dans le filtrage, la place suivante vous devriez vérifier la salle de bain, ici vous obtenez parabens, l'un des produits chimiques les plus couramment utilisés dans la co industrie de Metica.

Les parabènes sont des produits chimiques utilisés comme conservateurs dans les produits de beauté et certains médicaments. La raison pour laquelle il est utilisé est qu'il permet d'obtenir un effet bactéricide et fongicide, c'est-à-dire qu'il empêche la croissance de micro-organismes dans le produit, en plus, il est économique.

Le 80% des cosmeti I qui existe sur le marché paraben et environ 90% d'entre eux sont synthétiques. Les parabènes organiques, typiques de certaines plantes et fruits, sont métabolisés dans l'organisme et ne posent pas de problème, par exemple les myrtilles.

Sur les étiquettes de certains produits, vous pouvez voir les noms des différents membres de la famille des parabènes, généralement en anglais, tels que le méthylparabène, le propylparabène, le butylparabène et le benzylparabène. Certains autres produits industriels contiennent également ces substances.

Les conserves de poisson, les préparations à base de lait, les confitures, les huiles, les souches, les gouttes pour le nez et les yeux et les mousses à raser contiennent également des parabènes et remplissent essentiellement la même fonction: empêcher la prolifération des bactéries et prolonger la durée de conservation du produit.

Sont-ils sûrs?

Pendant plus de quinze ans, on a pensé que les parabènes étaient des substances de faible toxicité et très sûres car le corps les absorbait, les métabolisait et les expulsait, donc aucune restriction n'a été créée concernant leur utilisation, cependant, des années plus tard, cette idée Il a été remplacé par un projet peu encourageant.

E n 2004 un groupe de cancérologues Université de Reading, Edimbourg, estudi aron cancer des tissus et 90% des échantillons provenant de patients atteints du cancer du sein ont été contaminés par des traces de parabènes. Selon les études *Cosmetic Ingredient Review* (CIR) , l' utilisation de parabènes dans les cosmétiques n'est pas un risque en quantités inférieures à 25% et la concentration de la substance varie généralement entre 0,01 et 0,3% .

L'opinion de nombreux scientifiques et médecins diverge quant aux effets de cette substance sur la santé, mais beaucoup conviennent qu'ils provoquent des allergies. La dermatite de contact, gonfle ma c ion, la rougeur et la sécheresse de la peau sont des symptômes d'une réaction parabens lorsque la peau ou du cuir chevelu exposés à des produits cosmétiques, des colorants, des crèmes et des médicaments.

Chapitre 9. Triclosan

Dans la salle de bain avec parabens est triclosan, et l disrupteur neuvième sur la liste et l' un des plus liés à l' hygiène, en particulier de la bouche et des dents.

Le triclosan est un composé chimique qui, comme les parabens, est utilisé comme conservateur car il inhibe la croissance des colonies bactériennes. Elle est actuellement présente dans plus de deux mille produits sur le marché et comme prévu, elle fait également partie de notre agence.

Dans une étude menée dans les États-Unis, le triclosan a été trouvé dans environ 75% des échantillons d'urine analysés, chez les personnes de ciles entités âges et des deux sexes et de bien sûr, leur présence génère des effets sur la santé de l' organisme . Cela nous amène à nous demander pourquoi cette substance est tellement utilisée.

Le triclosan est présent dans les dentifrices, les bains de bouche, les déodorants, les gels douche, les produits de maquillage et de nettoyage des ongles, il est également utilisé au niveau pharmaceutique, mais son augmentation sur le marché a eu lieu lors de la création des dentifrices "Protection totale".

En découvrant le grand effet bactéricide, l'industrie a pensé que les produits d'hygiène buccale avec ce produit chimique résoudraient la gingivite et la mauvaise haleine, qui proviennent de la prolifération des bactéries et bien que, ce fut une sage décision à cet égard, elle n'a pas été prise compte tenu de l'effet négatif qu'il génère.

Selon l'Union européenne, la concentration maximale autorisée qui ne compromet pas la santé est de 0,3% pour les dentifrices et les savons pour le corps; Dans le rince-bouche, il peut atteindre 0,2 %, mais cela ne tient pas compte de l'effet cumulatif qu'il peut avoir sur les brosses à dents.

La même étude menée par des chimistes de l' Université du Massachusetts à Amherst a révélé que l'accumulation de triclosan dans les poils des brosses à dents peut être augmentée de sept à douze fois au-dessus de la dose recommandée d'exposition quotidienne.

Le triclosan dans l'environnement

Le triclosan reste non seulement dans la salle de bain de votre maison, il est également présent dans l'environnement. En général, la substance atteint les milieux aquatiques - à la fois les rivières et la mer - par les eaux usées, mais elle peut également passer à d'autres écosystèmes par le biais de brosses à dents jetées et de déchets de production industrielle.

L'effet du triclosan lorsqu'il est dans l'environnement est la résistance. Sa fonction naturelle comme produit chimique répond comme un bactéricides et qui fait au début, mais après une période de temps, les micro - organismes survivants deviennent plus Fuert est la création d'une résistance.

Pour cette raison, la Food and Drug Administration (FDA) suggère son retrait complet du marché. Lorsqu'un organisme crée une résistance à une substance, il devient immunisé contre elle, donc le traitement d'une infection, par exemple, sera plus compliqué.

Chapitre 10. Muscs

Si nous continuons d'analyser les cosmétiques présents dans votre salle de bain, en plus du triclosan et des parabens, nous trouverions des muscs, issus de parfums corporels longue durée, dont la durée de conservation est si longue que les scientifiques ont obtenu des échantillons de parfums dans les lacs et les rivières.

Un musc est considéré comme une substance grasse à forte odeur, sécrétée par les glandes de cerf et de boeuf musqué , en plus d' autres animaux et plantes ayant une odeur similaire. Auparavant, ces produits chimiques étaient obtenus à partir de la mort de l'animal et de l'extraction du pétrole de la plante, mais l'industrie a rapidement entrepris de le reproduire synthétiquement afin de les obtenir dans un plus grand volume.

De cette façon, nous obtenons aujourd'hui des muscs polycycliques, du galaxolide et du tonalide et deux types de muscs nitrés générés, tous des ingrédients principaux dans la fabrication de parfums.

Les muscs synthétiques ne se décomposent pas dans l'environnement, comme c'est le cas avec les naturels, ils restent intacts pendant des décennies, même lorsqu'ils se sont déjà logés dans les tissus d'un animal ou d'un humain, où ils peuvent provoquer des maladies.

Selon la revue *Environmental Science and Technology*, des musc ont été trouvés dans les tissus adipeux humains et dans le lait maternel et on ne sait pas encore quels sont les effets, cependant, certaines études chez l'animal indiquent que ces substances pourraient être responsables d'altérations dans le système endocrinien et certains types de cancer.

Une exposition inutile

Si la fonction des parfums est analysée par rapport à celle d'autres cosmétiques, on pourrait conclure qu'il s'agit d'un produit à usage unique, car notre hygiène et notre santé n'en dépendent pas, au contraire, elles nous exposent et compromettent l'environnement autour de nous.

Les muscs synthétiques, comme de nombreuses autres substances, sont intégrés dans la chaîne alimentaire et passent d'une épice à une autre avec des effets malheureux ou restent dans l'écosystème pendant des années, polluants à différents niveaux, comme c'est le cas avec notre corps.

Des échantillons de muscs synthétiques ont été trouvés dans le sang, les graisses, le lait maternel et même chez les nouveau-nés, qui les reçoivent de leur mère tout au long de la grossesse.

Il semble que de tous les perturbateurs endocriniens étudiés jusqu'à présent, pour les muscs synthétiques, un prix très élevé soit payé pour le produit obtenu, ce qui n'apparaît pas comme une nécessité, puisque sa mise en œuvre dans les parfums affecte des masses d'eau à l'organisme des nouveau-nés.

Chapitre 11. Filtres ultraviolets

Les crèmes solaires sont l'un des produits les plus recommandés pour la protection et le soin de la peau car elles ont la capacité surprenante d'agir comme une armure invisible contre les puissants rayons du soleil, mais bien qu'elles soient saines pour notre peau, le reste de notre corps Il n'en bénéficie pas de la même manière.

Dans presque tous les écrans solaires sur le marché, nous aurons de l' avobenzone, de l'oxybenzone, de l'écamsule et de l'octocrylène, des produits chimiques que la Food and Drug Administration (FDA) considérait   comme sûr jusqu'à récemment. Cette agence de santé a réalisé cette année 2019 une enquête publiée dans le magazine JAMA, dans laquelle il a été découvert que les quatre composés nommés ci-dessus sont absorbés par la peau et irrigués dans la circulation sanguine, où ils restent plus de 24 heures après l'application et s'accumulent avec une exposition quotidienne à la substance.

Pour parvenir à ces conclusions, quatre présentations commerciales de filtres solaires ont été utilisées chez 24 personnes (12 hommes et 12 femmes) et les participants ont été invités à appliquer le produit quatre fois par jour pendant quatre jours , après quoi les concentrations ont été analysées dans sang

Les résultats reflètent avobenzone, l' oxybenzone, octocrylène le ecamsule et dépasser la dose maximale recommandée uniquement sur le premier jour d'utilisation et aussi oxybenzone peut atteindre même les sept - séjour de jour, peut rester dans le lait maternel.

La FDA estime que bien que les quatre produits chimiques dépassent la limite quotidienne recommandée ne constituent pas une menace pour la santé, cependant, des recherches sont encore nécessaires pour prouver leur véritable effet sur les concentrations plasmatiques.

Damag années dans l'écosystème marin

Il a été démontré que l' oxybenzone, qui est situé à environ 60% de la protection est le soleil est dans une de ses présentations , est responsable des dommages importants aux écosystèmes marins, en particulier les récifs coralliens.

Dans une étude publiée dans les *Archives of Environmental Contamination and Toxicology, les* chercheurs ont dilué l'oxybenzone à différentes concentrations dans des réservoirs contenant des larves de corail et après huit heures d'exposition, ils ont perdu la mobilité, la coloration et adopté une forme circulaire atypique
.

L'effet des concentrations les plus élevées a été le plus surprenant car il a causé des dommages à l'ADN et donc la mort des coraux. L'étude a été répétée dans différents domaines et dans tous les cas, les mêmes effets ont été observés.

Chez l'homme, l'effet n'est pas aussi drastique que chez les coraux, cependant, nous devons tenir compte du fait que des études doivent encore être menées pour approfondir l'effet de la substance dans l'organisme.

Chapitre 12. Pesticides organophosphorés

Le douzième perturbateur qui sera annoncé dans ce livre est largement utilisé dans les domaines, où les fruits et légumes que nous apportons à notre table poussent chaque jour. Malheureusement, les personnes les plus exposées sont les travailleurs agricoles, mais la substance peut facilement atteindre les villes où nous vivons.

Les pesticides organophosphorés, très répandu dans les champs étendus, sont fabriqués à partir du composé de la structure organique qui possède plusieurs atomes de phosphore et d'agir comme inhibiteurs des enzymes responsables de certains fonctionnement du système nerveux. L'effet toxique des composés du phosphore est bien connu et malgré cela, de nombreux accidents se produisent chaque année. N ada plus en Amérique centrale, on estime que le 3% des travailleurs agricoles exposés aux pesticides souffrent Intoxication aiguë chaque année.

Des composés organophosphorés, comme la chlorpyriflora (CPF) par exemple, à des doses élevées et très élevées produisent des effets neurotoxiques, mais on ne savait pas ce qui s'est passé avec de faibles concentrations jusqu'à ce qu'un groupe de scientifiques argentins se consacre à sa découverte et surprenne les autorités sanitaires avec les résultats.

Dommages à petite dose

Des chercheurs de la Faculté de pharmacie et de biochimie et médecine de l'Université de Buenos Aires et des scientifiques de l'Université nationale de Comahue ont étudié les effets de l'exposition à de faibles doses de chlorpyrifos chez le rat et les cultures cellulaires. Les deux objets d'étude ont été analysés séparément.

La quantité de chlorpyrifos à laquelle les animaux de laboratoire ont été exposés était la dose journalière admise et la dose maximale à laquelle aucun effet n'a été observé. Lorsque des rats femelles ont été observés, ils ont présenté des changements dans le tissu mammaire et l'hyperplasie et les chercheurs ont découvert des voies actives de prolifération et de migration cellulaire.

Chez les rats mâles, l'effet a montré que le chlorpyrifos agit comme un perturbateur endocrinien. Les animaux du test ont été stérilisés et n'avaient pas la possibilité de produire des hormones, cependant, la présence de la substance a généré une inhibition de l'axe de l'hypothalamus hypophysaire, c'est-à-dire qu'elle a agi comme s'il s'agissait d'un œstrogène endogène.

D'un autre côté, les lignées cellulaires ont reçu des doses sélectionnées en dessous desquelles 50% des cellules meurent et des comportements différents ont été observés dans les cellules œstrogénodépendantes et indépendantes, les deux modèles étant la cancérogenèse mammaire.

L comme les cellules dépendantes d'être exposées à de faibles doses de CPFse induites à la prolifération cellulaire et l'augmentation a été la migration d'effet, un mécanisme classique de la progression tumorale. Dans 1 que les lignées cellulaires indépendantes de l' oestrogène seulement la mort de déséquilibre a eu lieu chimique plus la prolifération ou la migration.

Les conclusions de cette étude approfondie sont alarmantes car ce composé chimique est très largement utilisé, de sorte que le problème de santé publique qui pourrait en résulter aurait des proportions tout aussi importantes que celles de son utilisation.

Chapitre 13. Tributilesta ñ o

Pour connaître ce nouveau perturbateur, il faut se situer sur les côtes marines, plus précisément sur les navires, qui sont la principale source d'émission de tributylétain, l'une des substances les plus dangereuses pour la vie aquatique.

Les parois externes des bateaux et des turbines sont recouvertes d'une peinture spéciale à base de tributylétain ou TBT, évitant ainsi les incrustations ou le *biofouling*, qui est la colonisation de la structure par les organismes marins. Lorsque les coquillages, les algues et les bactéries prennent le relais de la surface d'un bateau le rend plus lent et a donc une consommation de carburant plus élevée, plus dans la plupart des cas, des dommages très coûteux se produisant dans le métal

Pour éviter tous ces ennuis au début des années soixante est utilisé ro n peintures antisalissures contenant de l' arsenic, le mercure et divers pesticides, mais était coûteuse et finalement tributylétain était considéré comme un coût plus beaucoup - solution efficace, cependant, le prix que vous payez La vie marine est assez élevée.

Plus qu'un simple répulsif

L'idée originale des peintures antisalissures était de maintenir les espèces problématiques loin de la surface des bateaux, mais a entraîné des dommages excessifs en raison de la nature chimique du composé.

Tributylétain (TBT) a un atome d'étain et trois groupes de butyle, a donc peu de solubilité dans l' eau, en fait, le composé préfère à joindre les particules en suspension et un lit sédiment marin une fois ici commence générer des problèmes dans les organismes aquatiques.

Il a été démontré que le TBT est responsable de la déformation dans les coquilles des huîtres, des effets neurotoxiques et tératogènes, par exemple, des mutations dans l'embryon. De plus, il génère un effet appelé «imposex», qui consiste en l'imposition de changements de sexe chez les gastéropodes (escargots).

Selon une recherche menée en 2017 par Norma Sbarbati, en Argentine, le TBT dans les mollusques peut provoquer la stérilité et une mortalité accrue et endommager l'ADN, mais ce ne sont pas les seules espèces, les mammifères sont également affectés par manière similaire.

La diminution de la spermatogenèse, de l'obésité, des malformations et de l'inhibition des lymphocytes, ont été certains des effets observés dans différentes études de laboratoire impliquant des souris et il n'est pas difficile d'exposer un mammifère à cette substance, car elle n'est pas seulement utilisée dans les bateaux, mais aussi Il est utilisé dans le traitement du bois, le nettoyage des textiles et la fabrication de PVC.

Chapitre 14. Solvants et aliphénols

Les vers lquilfenol est - sont un groupe de substances chimiques qui sont utilisées industriellement pour la fabrication de tensio - actif , un produit ayant la capacité de réduire la dureté de surface de l'eau.

Les aliphénols font glisser les molécules ensemble et ne peuvent pas adhérer, elles interagissent donc inévitablement avec l'huile et la graisse de l'environnement. Sachant cela est très facile à deviner où est est à la substance: dans les détergents, les savons, la formation de mousse et des agents émulsifiants.

Il est estimé que la production annuelle de alkylphénols approche à 500.000 tonnes dans tout le monde et que environ 60 % d'entre eux sont téléchargés sur l'Ambien vous l' eau après utilisation . De même, 80% correspond à l'octylphénol et au nonylphénol, les deux alkylphénols les plus utilisés mais les plus toxiques.

Nos vêtements sont contaminés

Les alkylphénols sont présents dans les produits de finition textile, comme en témoignent les recherches menées par Greenpeace en 2003 dans lesquelles la poussière domestique a été étudiée et la présence de phtalates, de composés organostanniques, de formaldéhyde et d' alkylphénols a été détectée .

Ces substances sont utilisées pour tamponner, empêcher l'usure du tissu et conférer certaines propriétés de nettoyage , mais leur permanence dans le tissu est éphémère et les particules sont lentement libérées dans l'environnement.

Cette année-là, Greenpeace a analysé les vêtements des plus grandes entreprises et a trouvé la présence de nonylphénol éthoxylé dans plus de quatorze marques. La chose la plus alarmante selon l'organisation est que le nonylphénol est un perturbateur endocrinien très puissant.

Une autre façon de contaminer nos vêtements et de nous exposer aux alkylphénols consiste à utiliser constamment des détergents à lessive et des savons, qui ont en plus de contaminer l'eau et, par conséquent, les environnements marins, les lacs et les rivières.

Développement sexuel et alkylphénols

Plusieurs expériences réalisées ces dernières années montrent que les rongeurs exposés au nonylphénol, avant et après la naissance, développent des testicules plus petits et moins de spermatozoïdes à maturité, même s'il s'agit d'une petite quantité de la substance.

Les poissons ont également un développement sexuel affecté, mais ils semblent hermaphrodites. Les enquêtes menées dans certains plans d'eau au Royaume-Uni ont montré que les poissons atteints de ce problème étaient concentrés directement aux points de rejet des stations d'épuration des eaux usées domestiques.

Les vêtements sont notre seconde peau et pour les scientifiques, il est inquiétant qu'une telle substance nocive soit si proche de nous. Il reste à voir comment la science aborde cette situation si compromettante pour notre santé.

Chapitre 15. Styrène

Le quinzième système endocrinien disrupteur l une liste est l' un des rares que notre corps est capable d'assimiler et jeter un quelques heures après avoir pollue ne , cependant, nous sommes donc exposés au styrène et le corps humain est si sensible à son absorption ng Cela peut être aussi dangereux que les autres.

Le styrène est une substance liquide qui est produite à la fois dans la nature et dans l'industrie, certains micro-organismes tels que les bactéries et les champignons produisent du styrène dans leurs processus métaboliques. Pour nous, la substance est une menace lorsqu'elle provient des processus de combustion et de fabrication.

Les matériaux d'emballage, les tapis, les fibres de verre et les isolants contiennent du styrène sous la forme de longues chaînes appelées polystyrène et, au niveau industriel, de grandes quantités de la substance sont libérées lors de la fabrication de tous ces éléments.

Le styrène dans notre corps

Grâce à l'activité industrielle, le styrène est présent dans l'air, le sol et l'eau dans presque toutes les villes du monde et dans une moindre mesure en milieu rural. Dans le sol et l' eau peut être dégradé p ou r l'action de micro - organismes ou évaporer dans l'atmosphère, dans les air bons de dégradation de quelques jours.

Le styrène pénètre dans notre corps par inhalation, ingestion ou contact avec la substance, il suffit de toucher avec nos doigts un produit qui le contient pour qu'il pénètre directement par le derme.

La même chose se produit lorsque les aliments acquièrent la substance grâce à l'emballage, mais dans ce cas, ils nous parviennent par ingestion. Nous inhalons le styrène de l'environnement et ceux qui sont les plus exposés sont des ouvriers d'usine.

Une fois dans notre corps de 85% de styrène en 24 heures, il est éliminé par l' urine et environ 5% p hrough l'air que nous respirons, mais cette brève période est suffisante pour causer des dommages au corps.

Les rats exposés à de fortes doses de styrène souffrent d'altérations du processus dégâts d'apprentissage et le sperme à l' âge adulte, en plus Pr ogramme national de toxicologie du Département des services de santé et de l' homme de l' États-Unidosclasifica à l styrène comme raisonnablement prévu sera cancérigène.

N'oubliez pas que l'effet qu'une substance peut avoir sur l'organisme dépend du temps d'exposition et de sa concentration, il n'est donc pas surprenant que le styrène laisse des traces sur notre corps même lorsqu'il n'est pas stocké dans les tissus.

Chapitre 16. Paraffines chlorées

Paraffines chlorées ou CCPD sont l'un des produits chimiques les plus envahissantes et l'industrie se tournent l'un avec la plus grande capacité de diffusion, si bien que les petits pourcentages de ce produit chimique ont été trouvés dans plusieurs espèces de l'Arctique, très présumé paragraphe et Loin des grandes villes.

L un CCPD sont des liquides insolubles dans l'eau avec une stabilité chimique élevée et sont libérés dans l'atmosphère lors de la production, le stockage, le transport et l'utilisation, en d'autres termes, il est libéré n à l'environnement et pollue n essentiellement la totalité de leur la vie

Les paraffines utilisées n la fabrication de matières plastiques, p inturas   et l ubricantes i INDUSTRIELLE , mais aussi trouvés paraffines chlorées dans des jouets, des autocollants, des textiles, des équipements sportifs et ustensiles dans une concentration de 11%, ce qui dépasse niveaux autorisés par les agences de santé.

PCCC ont été décelées dans l'air, l'eau , la rivière et le lac s , les eaux usées, les poissons, les mammifères et les régions éloignées comme l'Arctique, c'est parce que les conditions environnementales les dégrade substance d e très lentement , mais grâce à la La production industrielle s'accumule très rapidement.

Les paraffines pénètrent dans la chaîne alimentaire par les organismes aquatiques, elles sont les premières à s'exposer et les mammifères se contaminent en se nourrissant d'eux. Cela explique pourquoi le PCCC a été mesuré dans le lait maternel des femmes inuites du nord du Québec et dans les tribus autochtones d'Amérique du Nord.

Dangereux pour C ONVENTION Stockholm

En 2017, les paraffines chlorées ont été inscrites à l'annexe A de l'accord de la Convention de Stockholm, ce qui signifie que la substance doit être éliminée et son mélange avec d'autres types de composés est également limité. À ce jour, les paraffines n'ont pas été étudiées en profondeur en tant que menace pour la santé humaine.

Dans une étude de deux ans réalisée par le National Toxicology Program des États-Unis, l'effet de l'exposition de souris femelles et mâles à des paraffines chlorées a été évalué. Les changements observés chez les souris étaient des changements dans la respiration, une diminution de l'activité, des problèmes vertébraux, des adénomes et des carcinomes hépatocellulaires.

Une telle étude a conclu que ce qui était nécessaire pour tester les effets qu'ils pourraient avoir sur l' homme et bientôt l' Agence internationale pour la recherche sur le cancer Tenez compte ou certains PCCC sont des cancérogènes possibles.

Chapitre 17. Plomb

Jusqu'à ce chapitre, nous avons répertorié diverses substances chimiques qui agissent comme des perturbateurs endocriniens, la plupart d'entre elles sont synthétisées puis incorporées dans les processus industriels, mais cela ne se produit pas avec le plomb et les prochains métaux à mentionner, ils existent déjà dans la nature mais leur utilisation dans nos activités en fait un danger.

Le plomb est un métal toxique qui peut prendre la Advan NTRA dans la croûte de la Terre, a été découvert en 1899 et rapidement des applications possibles ont été étudiées. Aujourd'hui, le plomb provoque la santé humaine de dommages est connu pour tout le monde, cependant, et la substance est présente dans tod comme parties.

Où est le plomb?

Ce métal est utilisé pour fabriquer des cosmétiques, des jouets, des médicaments, des émaux, des bijoux, des peintures, des combustibles et est utilisé dans l'industrie métallurgique pour le soudage. De la même manière, il est obtenu par extraction et par recyclage.

Les émissions de plomb atteignent l'eau, l'air et la terre et à ce stade, la contamination des espèces, y compris celle des humains, se poursuit. Une façon courante de nous exposer au plomb consiste à utiliser de l'eau potable acheminée par des tuyaux en plomb ou soudés avec ce métal.

Que fait le plomb dans notre corps?

Le plomb pénètre dans l'organisme par absorption intestinale, à travers la peau et par inhalation et une fois à l'intérieur, il est transporté dans la circulation sanguine vers tous les organes et tissus, s'accumule généralement dans les os, les dents, le foie et le cerveau. , la rate, les reins et les poumons. Pendant la grossesse, il traverse le placenta.

La vapeur contenant du plomb permet une absorption de 50% par le corps, ce qui affecte rapidement les organes mous et empêche la fixation du fer dans le sang, provoquant une anémie.

L'une des conditions les plus connues causées par le plomb est appelée "saturnisme" et est une forme d'empoisonnement qui bloque la synthèse de l'hémoglobine et altère le transport de l'oxygène vers le sang .

Plomb et développement reproductif

Les mères exposées à ce métal présentent un taux élevé d'avortements et de mortinaissances, les bébés de faible poids à la naissance et les naissances prématurées ont également une incidence plus élevée. Plusieurs études montrent que la fertilité des homes diminue lorsque le taux de plomb dans le sang dépasse 40 ug / dl ou est maintenu à 25 ug / dl pendant plusieurs années. Le métal affecte le processus de spermatogenèse et génère des troubles menstruels chez la femme.

Chez les adolescents, l'effet qu'elle provoque est le retard de maturation sexuelle selon une étude du National Health and Nutrition Examination Survey réalisée aux États-Unis.

Menarche, l'apparition des poils pubiens et le développement des seins sont considérablement retardés lorsque la concentration de plomb dans le sang dépasse 40 ug / dl.

Ce ne sont là que quelques-uns des effets du plomb sur la santé. Nous sommes confrontés à l'un des métaux les plus toxiques, qui compromet notamment la santé des enfants, dont le poids corporel et les habitudes les rendent plus vulnérables.

Chapitre 18. Cadmium

Le cadmium est un métal naturel qui a la curieuse propriété d'agir comme un véritable perturbateur endocrinien, une fois qu'il pénètre dans le corps, il entre en compétition avec les récepteurs des œstrogènes et envoie des signaux erratiques au corps. C'est sans aucun doute l'un de ses effets les plus dangereux.

Ce métal lourd n'est pas libre, il est généralement associé au zinc, au plomb et au cuivre et est obtenu par fusion et affinage, seul le cadmium se trouve uniquement à travers la greenockite qui est un sulfure métallique .

Activité volcanique, l'érosion des roches et les incendies de forêt de presse n certains cadmium dans l'atmosphère, mais la plupart des émissions est l'activité industrielle humaine.

Comment le cadmium nous parvient -il?

Le cadmium atteint notre corps par ingestion et inhalation, comme le font d'autres perturbateurs synthétiques. L'application d'engrais chimiques ajoutés au sol et de l'eau et ste métalliques et les plantes et les animaux créent une certaine résistance à, mais passer sur nous quand nous les nourrir.

Les poissons et les mollusques, contaminés par l'eau et le plancton, contiennent de fortes concentrations de cadmium dans leurs tissus, tout comme les moules, les algues et certains champignons comme les champignons.

Le cacao et le tabac incorporent également du cadmium dans leur biomasse. C poule une personne fume générée de l' oxyde de cadmium est rapidement absorbé par le corps et il est estimé que 50% de l' ensemble métal inhalé cette forme pénètre dans le sang.

Le cadmium comme perturbateur endocrinien

Le cadmium est capable de se lier et d'activer le récepteur des œstrogènes $\alpha\Box$, en fait, il rivalise avec les œstrogènes naturels pour prendre sa place dans notre corps et lorsqu'il réussit, il induit la prolifération cellulaire et augmente l'expression des gènes régulés par cette hormone .

L' un des effets probables est l'apparition précoce de la puberté, le Aument ou le poids du Uther ou et le développement des s glande s jeunes femmes, chez les hommes diminution de la qualité du sperme et des altérations des hormones sexuelles est possible.

En revanche, les femmes enceintes exposées au cadmium peuvent subir des avortements spontanés et des fœtus contaminés sous le poids de naissance. Il a également été démontré que le cadmium diminue la synthèse de la leptine, une hormone qui régule l'organogenèse et le développement fœtal.
.

Sachant que le cadmium est l'un des métaux les plus utilisés dans l'industrie devrait être l'une de nos priorités pour trouver des moyens de nous protéger, mais cela sera discuté plus loin dans ce livre.

Chapitre 19. Nickel

Le métal qui suit dans notre liste de puissants perturbateurs endocriniens est le nickel, dont l'apparence solide est blanc-argent et est utilisé pour fabriquer de l'acier inoxydable, des pièces de monnaie, des bijoux, des valves et des échangeurs de chaleur.

Notre contact avec le nickel est à la fois direct et indirect, il atteint notre corps par la nourriture et l'eau mais aussi par les ustensiles de cuisine et les bijoux et bien que le corps n'absorbe pas de grandes quantités de métal à travers la peau environ 20 % de la population est sensible et souffre de dermatite, rougeur et démangeaisons.

Le nickel dans les aliments

Le nickel est rejeté dans l'environnement par des sources naturelles et anthropiques, par exemple par la combustion du charbon et du pétrole, la fabrication d'alliages, la galvanoplastie et l'incinération des déchets.

Un pourcentage important du métal est fixé dans le sol par les plantes et est introduit dans notre corps en ingérant ses fruits. Dans les sols acides, le nickel métal a encore plus de mobilité et s'infiltre donc dans les couches profondes jusqu'à atteindre les eaux souterraines.

Dans certains endroits comme l'Inde, Gopi et Kumar, plusieurs études ont montré que la principale source de contamination par le nickel dans les milieux aquatiques provient des débris des navires et de ses peintures anticorrosives. En Méditerranée, la pollution des masses d'eau marines et donc des espèces qui les habitent provient de l'agriculture, de l'industrie et de l'aménagement du territoire.

Une fois que les mollusques et les poissons intègrent le nickel dans leurs tissus, ils nous passent lorsque nous les mangeons et, apparemment, le processus de cuisson augmente la concentration du métal en raison de la perte d'eau.

Si un aliment parvient à atteindre notre cuisine sans être contaminé par du nickel, il est très probable qu'il perd sa pureté lorsqu'il entre en contact avec les ustensiles de cuisine et s'expose à la chaleur, car le métal est présent dans l'acier inoxydable et la pierre et est progressivement libéré avec l'utilisation.

Le nickel et le système endocrinien

Le système neuroendocrinien du corps d'un mammifère voir en particulier AFECT ad sels ou de nickel, qui induisent des changements dans les niveaux de prolactine et de l'hormone lutéinisante, deux hormones impliquées dans les fonctions reproductrices femelles.

Dans une étude menée auprès de 356 travailleuses russes d'une raffinerie de nickel, une augmentation du taux d'avortements spontanés (15,9%) a été observée, par rapport au taux correspondant à 342 femmes locales exerçant une autre profession (8,5%).

D'un autre côté, dans les études avec des rats et des souris, une dégénérescence testiculaire a été observée lorsque les animaux ont été exposés au sulfate de nickel. Il est également connu que ce métal est génotoxique, ce qui signifie qu'il produit des anomalies génétiques.

Si la cellule présente une anomalie et n'est pas en mesure d'inverser les changements, le cycle cellulaire se poursuit avec l'erreur, ce qui peut entraîner une prolifération incontrôlée, une altération de l'apoptose cellulaire et enfin le développement d'un cancer.

Compte tenu des risques suggérés par l'exposition au nickel, il devrait devenir une préoccupation pour nous d'éviter le contact avec le métal et ses formes les plus toxiques, car bien que l'inhalation et l'apport ne soient pas absorbés rapidement par la peau, ils pénètrent dans notre corps. quantités importantes.

Chapitre 20. Mercure

Le mercure est l'un des métaux toxiques les plus connus, en fait, des campagnes de prévention ont été menées en Espagne et dans d'autres pays européens dans lesquelles les femmes enceintes sont invitées à éviter la consommation de poisson, de crustacés et de crustacés pendant la grossesse.

Le mercure est un métal blanc, argent hautement toxique seul qui à 0 est à l'état liquide. Ce produit chimique n ou est essentielle dans tout processus biologique, cependant, accumule facilement dans la plupart des êtres vivants.

Dans la nature, vous pouvez être trouvé du mercure dans la forme de sulfures de mercure, l' arsenic , le fer et l' antimoine, mais aussi peut - être attaché à d' autres minéraux comme e l le zinc, le cuivre, l' or et le plomb .

Comment le mercure pénètre dans notre corps?

Le mercure peut pénétrer par voie respiratoire, digestive ou cutanée, la première étant l'une des plus efficaces. Les deux mercure élémentaire et des composés inorganiques dérivés du sang atteignent un rendement de 80% après l d'inhalation, soit 80% de la substance inhalée atteint la circulation sanguine.

En revanche, le mercure inorganique du tractus gastro-intestinal est absorbé à 0,01% car le métal n'interagit pas avec les autres biomolécules, tandis que les composés inorganiques du mercure sont absorbés entre 2 et 15%, selon leur solubilité. L de I organique ingestion est absorbé dans 95%.

La plus grande émission de mercure dans l'environnement provient de l'industrie métallurgique et des eaux usées des villes, chaque année environ mille tonnes de métal sont rejetées des réseaux d'égouts à la surface de la terre .

Effet du mercure dans le corps

Le mercure a la capacité de précipiter les protéines synthétisées par les cellules, principalement à partir des neurones et inhibe les groupes sulfydryles de plusieurs enzymes essentielles, altère ainsi les systèmes métaboliques et enzymatiques, inhibe également la synthèse des protéines dans les mitochondries et bloque leur fonction énergique

Quant à l'effet que cela peut avoir sur les enfants, les scientifiques n'ont pas attaint de preuves concluantes. En Espagne, le projet INMA (Enfants et environnement) a été réalisé, dans lequel la concentration de mercure chez 1800 nouveau-nés de Valence, Sabadell, Asturies et Guipúzcoa a été analysée.

Les niveaux chez les nouveau - nés ont été élevés à un taux de 24% plus élevé comme recommandé ou par l'Organisation mondiale de la santé et 64% au-dessus de la recommandation de l'Environmental Protection Agency des États-Unis.

Les effets du mercure chez les enfants peuvent n vont de problèmes cognitifs à un accouchement prématuré. Il n'y a pas de limite de toxicité établie pour le mercure, il est généralement accepté entre 50 et 160 µg / jour , mais étant donné l'étendue de cet élément chimique, il est nécessaire de prendre des dispositions à cet égard.

Chapitre 21. Arsenic

Le dernier perturbateur endocrinien de la liste est un métal fortement cancérigène aux effets multiples à court et à long terme. Actuellement, divers organismes de santé ont fixé des limites dans les industries pour contrôler l'exposition à la substance, mais elle est difficile à gérer une fois qu'elle s'est propagée dans l'atmosphère.

L'arsenic est un élément naturel présent dans la croûte terrestre, dans l'air, l'eau et la terre. Ce métal existe dans différents états d'oxydation et chacun a des niveaux de toxicité plus ou moins élevés.

Ainsi, l'exposition à l'arsenic n'est pas difficile, elle est principalement due à l'eau et à l'apport de produits contaminés. Partout dans le monde les aliments les plus contaminés sont les poissons et fruits de mer, rouge et viandes blanches, le riz et les algues.

Comment trouve-t-on l'arsenic dans les aliments?

Comme l'arsenic se trouve sous diverses formes, est associée à la nourriture et l'environnement de différentes manières, par exemple dans l'eau potable est d et la forme inorganique arséniate et arsenit ou, dans le riz est si INORGANIQUE à et dans les algues comme l'arsenic - les sucres.

Certaines études effectuées pour mesurer l'efficacité du métal dans le corps ont montré que chez les rongeurs, l'arsenic inorganique est absorbé à 95%, c'est-à-dire presque entièrement, tandis que dans les rizières à 89%, donc lorsque nous consommons ces aliments, nous nous exposons de manière significative .

Quel effet cela a-t-il sur le corps?

Le métal arsenic provoque plusieurs changements dans de nombreux processus molécule res, cellulaires et enzymatiques, par exemple, induit une inhibition de la réparation de l'ADN et cette mutation provoque. Il active également les voies oncogéniques et modifie la fonction des mitochondries.

Lorsque l'arsenic est lié à des groupes sulfhydryle tels que certaines protéines, le glutathion et la cystéine affecte les enzymes impliquées dans la respiration cellulaire, la néoglucogenèse, l'absorption du glucose et le métabolisme du glutathion.

L'arsenic crée une résistance à l'apoptose est le processus de mort cellulaire programmée réalisée au début du développement des cellules inutiles iminar. On pense également qu'il est responsable d'aberrations et d'anomalies chromiques omiques.

Malheureusement, l'arsenic se trouve en quantités massives dans nos villes, au point que dans des pays comme la Chine, l'Inde, le Mexique, la Thaïlande, les États-Unis et l'Argentine, des rapports ont fait état d'une exposition chronique à l'eau potable et on estime qu'en Amérique latine 4, 5 millions de personnes boivent de l'eau en permanence avec des niveaux alarmants de ce métal.

Avec ce métal toxique qui abonde sur notre planète, nous terminons notre liste des perturbateurs endocriniens les plus courants dans notre quotidien et nous sommes donc prêts à approfondir leurs effets sur la santé et les principales maladies qu'ils génèrent.

Partie III Effets sur la santé humaine

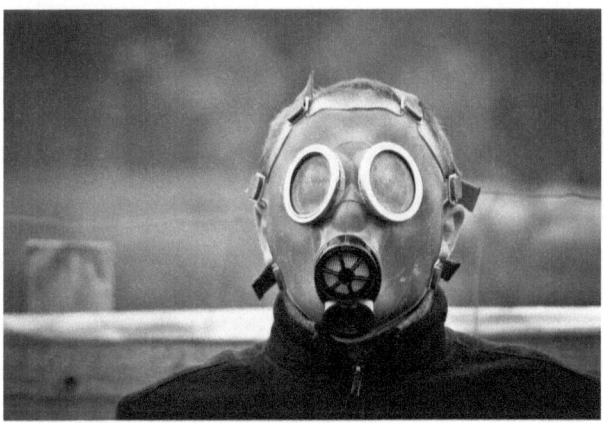

Chapitre 22. Obésité

En termes médicaux, l'obésité est une accumulation excessive et généralisée de graisse dans le corps. Il s'agit d'une pathologie chronique qui, en plus d'affecter l'apparence de la personne, augmente le risque de contracter une maladie cardiaque, le diabète et la pression artérielle, elle devient également un facteur de complication d'autres problèmes de santé tels que l'arthrite.

Le taux d'obésité est aujourd'hui alarmant. On estime qu'environ 22% des adultes espagnols et 17% des enfants souffrent d'obésité cliniquement détectée, tandis qu'environ 60% des adultes dans le monde souffrent de surpoids ou d'obésité.

La répartition de la population obèse n'est pas uniforme mais nous pouvons détecter un certain schéma. 50% est distribué dans les pays développés tels que les États-Unis, le Mexique, l'Allemagne, le Royaume-Uni, le Brésil, le Chili et la Turquie, c'est-à-dire que les pays développés sont les plus touchés.

Pourquoi l'obésité?

Il est courant d'associer initialement l'obésité et le surpoids à la nourriture et à une mauvaise activité physique, mais en réalité ce n'est qu'une des nombreuses causes possibles.

Une alimentation déséquilibrée qui dépasse l'apport calorique par rapport à l'activité physique, génère inévitablement dans le corps la transformation de l'énergie en réserves de graisses et donc, vous pouvez voir une augmentation de poids chez la personne, mais quand un Le patient mène une vie saine devrait évaluer d'autres facteurs.

Certains traitements médicamenteux, le stress, le manque de sommeil ou la tentative d'arrêter de fumer augmentent considérablement le risque d'obésité, ainsi que certaines étapes telles que la ménopause et le post-partum.

Certaines maladies telles que le syndrome de Prader-Willi, le syndrome de Cushing et les problèmes hormonaux sont également responsables de la prise de poids chez la personne, ainsi que des influences génétiques qui peuvent représenter 60% du risque d'obésité.

Obésogènes

Plusieurs produits chimiques dont nous avons discuté dans ce livre provoquent des changements dans le métabolisme qui conduisent à une prise de poids, sont appelés obésogènes et ont la propriété de modifier l'adipogenèse et l'accumulation de lipides.

La fumée de cigarette, le tributylétain, les retardateurs de flamme, les phtalates, le bisphénol, les parabènes et les composés organochlorés sont des substances déclarées obésogènes et les experts disent qu'ils peuvent agir de trois manières différentes dans le corps:

1.- Modifier la dynamique des cellules graisseuses: Ces substances peuvent augmenter la capacité de stockage des graisses des cellules ou augmenter leur nombre et donc la capacité du corps.

2.- Modification de la quantité de calories consommée: Si la substance modifie le bilan énergétique diminue la quantité de calories consommées et favorise l'accumulation de graisse.

3.- Modifier la sensation de faim: La faim et la sensation de satisfaction sont régulées par des hormones et une fois déséquilibrées par des agents externes, elles provoquent chez la personne des états constants de faim qui la conduisent à trop manger.

Comment éviter les obésogènes?

Le tributylétain, les phtalates, le bisphénol et les composés organochlorés sont présents à la fois dans des environnements contrôlables par nous et dans des endroits qui échappent à nos mains, donc l'exposition d'une certaine manière est inévitable.

Notre attention et nos efforts devraient se concentrer sur la réduction de notre exposition quotidienne, qui est l'aspect que nous pouvons gérer et représente un facteur d'exposition constant. Les mesures que vous devez prendre sont les suivantes:

• **Évitez le plastique:** le bisphénol et les phtalates sont incorporés dans la fabrication des plastiques, mais ils ne sont pas fixés aux autres substances mais sont libérés par la chaleur et l'utilisation et passent dans les aliments et les liquides qu'ils contiennent, donc une mesure de La protection consiste à utiliser des récipients en verre et à éviter d'utiliser le four à micro-ondes à tout prix.

• **Achetez des produits avec le minimum d'emballages:** les viandes, les fruits et les légumes emballés dans du plastique sont également exposés à la

70

contamination par l'obésité. Vous pouvez demander que le plastique soit remplacé par du papier.

• **Vérifiez l'origine de l'aliment:** appelez les sociétés dont vous achetez habituellement les produits et demandez-leur de vous renseigner sur l'origine de l'aliment, si elles sont conscientes des risques d'exposition et des mesures préventives qu'elles utilisent.

• **Minimise l'utilisation de crèmes et de produits cosmétiques: les** parabènes sont présents dans la grande majorité des crèmes, fixateurs et maquillage, donc ne réduisez leur utilisation qu'au strict nécessaire. Une autre alternative consiste à acheter des produits sans paraben.

L'effet le plus important de l'obésité est qu'elle accentue et aggrave à court et à long terme d'autres maladies telles que le diabète, l'hypertension, certains types de cancer et les maladies cardiaques. En plus d'affecter l'estime de soi et le mode de vie du patient.

71

Chapitre 23. Syndrome métabolique

Egalement connu sous le nom syndrome p lurimetabólico ou est índrome X, est un groupe de troubles qui se produisent en même temps chez le patient et d' augmenter la probabilité d et développent la maladie est le cœur s , souffrant d' un accident vasculaire cérébral ou souffrant de diabète de type 2.

Une personne atteinte du syndrome métabolique peut ressentir une augmentation de la pression artérielle, une glycémie élevée, un excès de graisse corporelle (en particulier autour de la taille) et des taux anormaux de cholestérol ou de triglycérides.

L'âge moyen auquel la maladie se situe entre 45 et 60 apparaît années vous ne l 52,5% des cas de patients atteints sont des hommes. De même, les personnes atteintes de certaines pathologies sont plus susceptibles de développer le syndrome métabolique.

Les maladies cardiovasculaires, par exemple, augmentent le risque global de 32%, seulement chez les hommes, elles atteignent jusqu'à 45,2% et 17% chez les femmes. Il semble avoir l' un des symptômes potentiellement exposés implique au reste, pour le diabète et l' obésité aussi augmente considérablement la probabilité des enroulant le syndrome métabolique.

Les causes

De nombreux spécialistes de la santé attributs n e l syndrome métabolique à l' excès de poids, l' obésité et le manque d'activité physique, d'autres croient plutôt que la résistance à l'insuline est responsable.

L'insuline est une hormone générée dans le pancréas et impliquée dans l'entrée de glucose dans les cellules pour produire de l'énergie. Lorsqu'une personne présente une résistance à l'insuline, le glucose ne peut pas facilement pénétrer dans la membrane cellulaire, de sorte que le taux de glucose dans le sang augmente et le niveau d'insuline augmente pour essayer de contrôler l'excès.

En d'autres termes, un déséquilibre est généré dans les voies métaboliques que l'organisme utilise pour obtenir, stocker et distribuer de l'énergie.

Le syndrome métabolique et les perturbateurs endocriniens

Dans une étude publiée dans la revue Environmental Science & Technology, 400 personnes vivant à Grenade ont été suivies pendant dix ans pour déterminer si l'exposition à des contaminants tels que les composés organochlorés, le bisphénol A, les phtalates et les composés perfluorés provoque des altérations.

Les résultats de recherches approfondies pour montrer que l'exposition aux pesticides organochlorés, même à des doses relativement faibles, p ou r une longue période, augmente le risque de syndrome souffrent Metabol ico et une substances industrielles moindre mesure comme le bisphénol A, le phtalates et composés perfluorés.

Le fondement de la recherche est que ces substances créent des troubles et des altérations du bilan énergétique de l'organisme, qui est principalement contrôlé par les signaux du système endocrinien.

La partie la plus révélatrice de la recherche est qu'il est présumé que ces troubles peuvent avoir leur origine au cours du développement prénatal et peuvent être grandement influencés au cours du développement postnatal et à l'âge adulte.

¿ Que pouvons - nous faire pour empêcher l ou?

En Espagne, tous les autres légumes frais est imprégné avec le moins un pesticide et une variété de fruits s ou de légumes s pourrait contenir de 3 à 7 pesticides différents.

Les tomates, par exemple, sont les aliments les plus contaminés que d' avoir 37 pesticides différents dont seize ont des effets hormones. L'un des produits chimiques les plus fréquents dans les aliments est la chlorpyriforme, qui a été trouvée dans 20 aliments différents à travers l'Espagne, des pommes de terre aux carottes en passant par le miel.

Etant donné que dans ce cas , la nourriture semble à être la principale source de Perturber ou re de endocrinien et illogique éliminer les de nos vies l'alternative la plus réussie est de choisir des options vertes où l' utilisation des pesticides est pratiquement inexistante.

Aujourd'hui, de nombreuses entreprises dans le monde se consacrent à la production d'aliments naturels, à la fois des fruits, des légumes et des céréales, ainsi que des aliments spéciaux pour bébés, qui sont très vulnérables à la contamination par ingestion.

L'Espagne sert de référence pour démontrer la contamination des aliments, qui a une portée mondiale. De nos jours, il est nécessaire de vérifier l'origine des fruits et légumes que vous consommez, car l'industrie traditionnelle n'a pas d'autre alternative que des armes chimiques contre les ravageurs et les insectes.

Chapitre 24. Diabète de type 1

Le diabète de type 1 (DMT1) est une maladie chronique dont l'apparition se produit généralement pendant l'enfance et l'adolescence, se caractérise par une élévation permanente et progressive de la glycémie, c'est-à-dire une glycémie accompagnée d'une destruction Cellules bêta (β) auto-immunes des îlots de Langerhans pancréatiques , responsables de la production d'insuline.

Le DMT1 est considéré comme une maladie auto-immune et les causes de son apparition ne sont pas concluantes , mais son incidence mondiale présente des variations assez évidentes. La maladie est moins fréquente dans les régions situées sous les tropiques, mais elle est plus prononcée dans les régions tempérées, avec un plus grand nombre de patients dans l'hémisphère nord que dans le sud. Environ 1,25 million d'enfants et d'adultes américains souffrent de diabète de type 1.

Qu'est - ce que les causes?

On ne sait pas exactement pourquoi le diabète de type 1, généralement attribué à la génétique , mais le fait d'hériter les gènes du diabète est souvent une condition sine qua non pour le développement de l maladie.

Le risque de développer le DMT1 augmente avec la transmission génétique des antigènes HLA DR3 et DR4, mais les frères et sœurs d'un enfant atteint de la maladie n'ont que 5% de chances de le développer.

Les scientifiques pensent que la prédisposition génétique combinée à des agents externes tels qu'une exposition précoce au lait de vache, au stress, aux virus et en particulier aux toxines présentes dans les pesticides actuellement utilisés a plus d'influence.

Pesticides et diabète de type 1

Un groupe de scientifiques de Grèce et du Royaume-Uni a déterminé que la consommation d'aliments contaminés par des pesticides peut augmenter le risque de diabète jusqu'à 61% et qu'il atteint 64% lorsqu'il ne s'agit que de diabète de type 2 .

Pour le démontrer, les résultats sanguins et urinaires de 5 066 patients et 61 648 cas témoins ont été analysés, ce qui a fait de l'étude une excellente preuve médicale de la façon dont les produits chimiques peuvent favoriser le développement de diverses pathologies.

D'autre part, une étude présentée au congrès annuel de l'Association européenne pour l'étude du diabète (EASD) a montré que l'exposition des femmes enceintes à certains pesticides courants augmente de quatre fois la probabilité de souffrir de diabète gestationnel.

Les fruits et légumes que nous consommons quotidiennement sont contaminés et bien qu'ils soient essentiels à notre santé, les conditions actuelles ne garantissent pas notre bien-être par l'alimentation, nous allons donc explorer les alternatives que nous devons nous nourrir correctement.

Consomme uniquement bio

La seule solution vraiment efficace pour éviter l'utilisation de pesticides dans les aliments est simplement d'acheter des aliments sans substance. Laver les fruits, les légumes et les légumes avec de l'eau du jet n'est pas aussi efficace que nous le souhaiterions.

Les pesticides sont conçus et préparés pour ne pas se dissoudre facilement dans l'eau, sinon l'eau d'irrigation et les pluies mettraient fin à l'efficacité de la substance et seraient un gaspillage d'argent pour l'industrie, donc le lavage des aliments ne se termine qu'avec des bactéries et les restes de la terre.

D'autres alternatives qui sont suggérées sont d'éliminer la pelure des fruits, mais cette option n'est pas appropriée pour deux raisons. magasins de première coquille de grandes quantités d'éléments nutritifs et les déchets ne sont pas consommer et d'autre part les substances les plus toxiques imprégnées n plein tissu végétal.

Des chercheurs de la Connecticut Agricultural Experimentation Station aux États-Unis ont conclu après avoir analysé 196 échantillons de laitue, de tomates et de fraises que le séchage des aliments avec un chiffon est plus efficace pour éliminer les substances, mais d'autres experts affirment que la solution réside dans les tests Avec du bicarbonate de soude.

Une expérience menée à l' Université du Massachusetts, il implique la pulvérisation des pommes avec des fongicides et insecticides de très pénétrant , puis se laver les fruits avec de l' eau uniquement avec une solution d'eau de Javel et de bicarbonate dissous dans l' eau. A pommes en maintenant plongé deux minutes à bicarbonate dissous est supprimé plusieurs insecticides lorsque permanec iero n dans l' eau de Javel ou dans l' eau et a été la méthode la plus efficace pour éliminer tous les types de déchets, y compris la saleté.

Ces pratiques pourraient être une mesure complémentaire pour traiter les aliments que nous consommons à la maison, mais l'option d'achat d'aliments biologiques reste plus efficace.

Chapitre 25. Diabète de type 2

Diabète de type 2 est une maladie cronic à affecter le mécanisme par lequel le corps métabolise le glucose, ce sucre. Dans l'organisme du patient atteint, deux choses peuvent se produire, la première est une résistance aux effets de l'insuline et la seconde la production insuffisante de cette hormone.

Contrairement au diabète de type 1, le corps produit de l'insuline mais ne l'utilise pas correctement et cette maladie était auparavant associée à l'âge adulte.Cependant, au cours de la dernière décennie, il y a de nombreux cas d'enfants atteints de pathologie en raison de l'augmentation de l'obésité et mode de vie sédentaire

L'Organisation mondiale de la santé (OMS) estime qu'aujourd'hui, environ 442 millions d'adultes souffrent de diabète, c'est-à-dire une personne sur 11 et en 2015, on estimait que le diabète était la cause directe de 1,6 million décès

Cette maladie, si courante dans notre société, est également l'une des plus inquiétantes car, chez de nombreuses personnes touchées, elle est à l'origine de la cécité, des accidents vasculaires cérébraux, des amputations, de l' insuffisance rénale, des infarctus du myocarde, des gencives et des problèmes dentaires. L'une des plus grandes complications du diabète est que, dans la plupart des cas, il est diagnostiqué lorsqu'il a plusieurs années d'évolution et que des effets irréversibles sont déjà apparus chez le patient.

Risques potentiels pour une mère

Dans le chapitre précédent, nous avons vu que l'exposition aux pesticides augmente de 61% la probabilité de développer l'un des deux types de diabète existants et également que ces probabilités augmentent lorsqu'il ne s'agit que de diabète de type 2, nous consacrons donc plusieurs indications aux soins la nourriture, mais les pesticides ne sont pas le seul responsable de la diabète.

Ange Nadal, Université Miguel Hernández de Elche explique que c ada perturbateur endocrinien circulation du plasma sanguin capable de produire résistance à l'insuline, peut être r considéré comme un facteur de risque pour le syndrome Metab Öl ico et le diabète de type 2 . Ainsi, les pesticides et autres perturbateurs mentionnés précédemment dans le livre sont une menace, mais parmi cette longue liste, les scientifiques ont porté leur attention sur l'un des produits assez courants, le BPA ou le bisphénol-A.

L'Institut de recherche en génie biologique de l'Université Miguel Hernández d'Elche a découvert à travers ses études que l'exposition au bisphénol pendant la grossesse provoquait une altération profonde de la tolérance au glucose et aggrave la résistance à l'insuline chez la mère.

L'enquête a été réalisée chez des souris femelles et il a été observé que les altérations métaboliques rencontrées étaient minimisées après la naissance mais quatre mois plus tard, elles ont été réactivées et une fois qu'elles ont atteint six mois, il y a eu une diminution marquée de la sensibilité à l'insuline. , surpoids et intolérance au glucose.

Il semble que le BPA diminue n NIVEAUXATTEINTSPARLEP ASSE du récepteur de l' insuline, inhib et la phosphorylation de A KT et modifie certaines protéines qui donne comme résultat la résistance à l' activité de l' insuline.

Ce fait ajoute une autre préoccupation pour les mères: compromettre leur propre santé pendant la grossesse. Ainsi, l'une des précautions à prendre à ce stade de la vie est d'éviter l'exposition au bisphénol A

Comment éviter e l Bisphenol?

Le bisphénol est présent dans les emballages en plastique, les jouets, les contenants de boissons gazeuses, les contenants de stockage des aliments, les résines et les canettes, qui sont des éléments de notre utilisation quotidienne.

Une mère en gestation doit éviter ou minimiser autant que possible le contact avec les plastiques et les aliments en conserve, rappelez-vous que la principale voie de contamination est la consommation.

Substituer du plastique au verre et acheter des aliments frais au lieu d'aliments emballés ou en conserve est une mesure simple qui peut être prise par les mères et en général n'importe qui, pour empêcher l'entrée de la substance dans le corps. Avec de petits changements, nous pouvons limiter notre exposition aux produits chimiques dangereux dans l'environnement que nous sommes en mesure de contrôler.

Chapitre 26. Hypothyroïdie

L'hypothyroïdie smo, également connue sous le nom de thyroïde hypoactive, est un trouble métabolique dans lequel la glande thyroïde ne produit pas suffisamment de certaines hormones cruciales, par exemple celles qui sont liées au taux de brûlure calorique, à la température corporelle ou à la rapidité de battement de coeur

La maladie ne présente pas de symptômes aigus dans les premiers stades mais déclenche éventuellement l'obésité, l'infertilité, les douleurs articulaires et certaines maladies cardiaques. Pendant la grossesse, cela peut être particulièrement dangereux pour le bébé en formation.

Environ 700 millions de personnes dans le monde souffrent de toute thyroïde de type trouble, ce qui équivaut à 10% de la population ou ce qui est la même pour dire qu'au moins trois sur des personnes dix ont un problème de santé associé à thyroïde

Quelles sont les causes e l hypothyroïdie?

Ce trouble peut être le produit d'une maladie auto-immune, de la radiothérapie et de certains médicaments, mais il peut également être généré par des traitements de l' hyperthyroïdie, qui est une hyperactivité thyroïdienne.

Chez certains nouveau-nés, la thyroïde peut avoir une faible activité ou peut naître sans elle, dans ce cas, on considère qu'ils ont hérité du trouble. Pendant la grossesse, certaines femmes peuvent développer la maladie, à la fois avant c ou mo plus tard, parce que les changements hormonaux créent des anticorps qui attaquent sa propre glande thyroïde dans une à réponse auto - immune.

Un coup de T de l'hypophyse peut également générer une hypothyroïdie mais cette cause est moins fréquente, elle consiste en la faible production de thyrotropine (TSH), hormone stimulant la thyroïde.

Bien sûr, les perturbateurs endocriniens jouent un rôle important dans l'activité thyroïdienne, nous allons donc maintenant connaître leur mécanisme d'action et quelles sont les substances chimiques responsables.

Le rôle des perturbateurs thyroïdiens

Le mécanisme par lequel des substances telles que les PCB (polychlorobiphényles) affectent la thyroïde est facile de comprendre essentiellement agir comme antagonistes en bloquant les récepteurs pour les hormones et ainsi son à métabolique et ction thérapeutique affecte ndo aussi les cellules du cerveau.

Les polychlorobiphényles sont interdits depuis longtemps, mais l'agent chimique persiste dans l'atmosphère et pollue les plans d'eau et les espèces qui y vivent, comme cela se passe en Bretagne, où les poissons avec un pourcentage important de tissu adipeux se stockent facilement la substance

Aussi les pesticides jouent un rôle important, comme le montre par une étude réalisée en Colombie, au sud de l' Amérique, où il était destiné à démontrer la relation entre l' hypothyroïdie et les niveaux de pesticides dans des cultures cidas organochlorés sang pour ce 819 résidents étudiés dans une zone rurale, dont 58,7% d'hommes et 41,3% de femmes.

Dans les résultats obtenus que la prévalence de l' hypothyroïdie manifeste était de 1,2% et 6,7% hypothyroïdie infraclinique, premier pourcentage prédomine chez les personnes de plus de 60 ans, mais si n distinction appréciable quant au sexe.

De nombreuses preuves montrent à quel point nos produits chimiques corporels peuvent affecter, dans le cas des PCB et de certains pesticides organochlorés, affectent directement l'un des régulateurs hormonaux les plus importants, donc des mesures préventives doivent être urgentes.

Comment prendre des précautions contre les PCB?

Les biphényles polychlorés sont présents dans les fluides diélectriques, les échangeurs thermiques et les condenseurs, les métaux de graissage et les tailles de turbines. Pour qu'une contamination par la substance se produise, certains des dispositifs susmentionnés doivent être endommagés et entrer en contact avec le sol et l'eau de pluie, atteignant ainsi la nourriture et l'eau potable.

La première mesure préventive à considérer est de protéger l'équipement et les appareils au cas où vous travaillez avec eux ou à proximité de votre domicile, en cas d'accident, la zone affectée doit être traitée et évitée.

De la maison, nous pouvons réduire la consommation de poisson et les aliments d'origine animale si nous sommes conscients que dans notre région le risque de contamination par les PCB est élevé, car la substance est stockée sans remède dans les tissus de s animaux .

Si vous vivez dans une zone rurale ou la fréquentez, protégez votre peau de la boue, des sédiments, des rivières et des ruisseaux qui pourraient être contaminés et absorbés par la peau. S'ils puisent de l'eau dans un puits avec une vieille pompe, vérifiez l'appareil et vérifiez s'il contient de l'huile contenant des PCB, si c'est le cas, vous devriez le changer.

Les téléviseurs et les réfrigérateurs fabriqués avant 1980, ainsi que les réactances des tubes fluorescents contiennent du biphényle polychloré dans les condenseurs et, pour l'élimination, ils nécessitent un processus spécial dans lequel la substance est soustraite. Cela ne peut pas se faire à la maison.

Avec les précautions adéquates, nous pouvons rester à l' abri de cette substance, nous venons de rester à l' écoute de notre contact avec des objets anciens et des sites que nous fréquentons.

Chapitre 27. Cancer de la thyroïde

Cancer de la thyroïde est un cancer qui est à peu orig dans la glande thyroïde. Cette glande est située à l'avant du cou, juste en dessous de la pomme d'Adam, mais elle n'est généralement ni visible ni palpable.

Cancer, peu importe l'endroit, est lorsque les cellules se développent n sans co ntrol et le cancer du sein thyroïde er ne fait pas exception, pour la croissance provient des cellules exacerbées tout le c é cellules qui composent la glande. Selon la cellule, le type de maladie qui se développe et donc le traitement requis par le patient.

Une thyroïde peut développer divers types de croissance des tumeurs et certaines sont bénignes, mais d'autres malheureusement pas et la propagation peut est h à cia à proximité des tissus et d'autres parties du corps.

Pour cette année 2019, l'American Society Against Cancer en estime 52. 070 nouveaux cas de cancer de la thyroïde, dont 14. 260 seront des hommes, 37. 810 femmes et 2% surviendront chez les enfants et les adolescents. Par contre, supposons que 2. 170 personnes mourront de la maladie.

Le taux de mortalité du cancer de la thyroïde est faible par rapport à d'autres types de cancer, mais ces dernières années, il a connu une augmentation significative.

Les causes de la maladie

Le développement du cancer est attribué à de nombreuses causes, par exemple l'exposition à certains produits chimiques, les habitudes malsaines et la charge génétique, ce dernier étant la raison la plus limitée par les scientifiques du monde entier.

Les gènes contiennent des instructions très précises pour contrôler quand les cellules se développent, divisent et meurent, mais pour diverses raisons gènes peuvent coder pour une croissance cellulaire incontrôlée et la division ou la cause de ces cellules vivent plus longtemps qu'ils ne le devraient dans un processus normal. Ces gènes sont appelés «oncogènes».

Le cancer de toute nature peut être causée par des changements dans l'ADN activ e n à ces « oncogènes » ou par la désactivation des gènes qui sont responsables de la suppression des erreurs.

Dis brisants et de la thyroïde

Il est connu que les perturbateurs endocriniens interfèrent sérieusement avec la fonction thyroïdienne et de diverses manières. L' un de ses effets est de générer des changements dans les niveaux d'hormones de la thyroïde, mais peut également modifier le métabolisme périphérique de ces hormones et la signalisation ce qui s récepteurs.

Malgré ces connaissances, il y a encore un manque d'informations et de preuves sur la façon dont les perturbateurs endocriniens peuvent affecter la thyroïde à de très faibles concentrations, telles que celles auxquelles nous sommes quotidiennement exposés par la nourriture, l'eau et l'air. Certains scientifiques expliquent que les perturbateurs provoquent le cancer car ils modifient l'homéostasie normale du système endocrinien, ce qui entraîne un déséquilibre dans la quantité d'hormones œstrogènes, progestatives, androgènes et thyroïdiennes. D'autres pensent que ces produits chimiques agissent comme des promoteurs de tumeurs.

Aujourd'hui, les perturbateurs endocriniens qui ont le plus d'influence sur le développement du cancer de la thyroïde sont étudiés, cependant, les composés organiques halogénés présents dans certains pesticides sont suspectés depuis plus d'une décennie .

Les substances halogénées ont été responsables des altérations de la fonction thyroïdienne des oiseaux, des poissons et des tortues, ainsi que des dysfonctionnements du système imm nologie. Cela marque un début important pour les futures études sur la pathologie.

Chapitre 28. Cancer du sein

Le cancer du sein est un type de cancer qui se forme dans les cellules des tissus mammaires. Elle peut survenir chez les femmes et les hommes, bien que chez ces derniers les seins ne soient pas développés et ne jouent aucun rôle dans la reproduction.

Merci aux nombreuses enquêtes qui ont été menées et des campagnes de sensibilisation dans le monde entier, le taux de survie de la maladie est plus élevé et compte aujourd'hui des mécanismes de détection précoce et des traitements spécialisés.

Les médecins et les scientifiques estiment que les 5% et 10% des cas de cancer du sein sont associés à des mutations génétiques héréditaires et cette année unique les États-Unis, on estime que 271,270 personnes seront diagnostiqués, dont 268,600 cas seront des femmes et 2.670 hommes .

Le taux de survie des femmes au cancer du sein métastatique est de 27% prévu à 5 ans, c'est-à-dire que 27 personnes sur 100 survivront plus que cette fois, chez les hommes, le taux est légèrement inférieur, atteignant 25%.

Qu'est-ce qui cause le cancer du sein?

La maladie se développe lorsqu'un groupe de cellules mammaires se développe, se divise anormalement et s'accumule en formant une masse ou une masse. Le cancer du sein commence généralement dans les cellules des canaux qui produisent le lait maternel ou dans le tissu glandulaire appelé lobe.

Plusieurs études montrent qu'il existe une relation entre la pathologie et les hormones, le mode de vie et l'environnement, cependant, une cause n'est pas connue exactement ou pourquoi certaines femmes qui n'ont apparemment aucun facteur de risque deviennent patientes Oncologique

Le risque élevé de cancer du sein est que les cellules peuvent se propager dans le tissu mammaire aux ganglions lymphatiques qui sont très proches et de là à d' autres parties du corps.

Les perturbateurs et la maladie

Bien que les causes exactes du développement de la pathologie ne soient pas connues, il existe des preuves que certains perturbateurs endocriniens tels que le dichloro diphényl trichloroéthane (DDT) et les dioxines ont une certaine responsabilité.

Le Journal of the National Cancer Institute a publié une étude dans laquelle cette relation a été découverte en étudiant des filles exposées avant l'âge de 14 ans , qui avaient un risque plus élevé de développer un cancer entre 50 et 54 ans, c'est-à-dire au cours de la période préménopause

Chez les animaux de laboratoire, il a été observé que le bisphénol A et les dioxines en particulier sont les substances favorisant le cancer du sein. On connaît déjà les mesures pour éviter et minimiser le bisphénol, maintenant c'est au tour des dioxines.

Comment les dioxines sont-elles contrôlées?

Dioxines contrôle est très difficile pour nous, car ils viennent de l à l' incinération industrie et les huiles usagées avec PCB , deux processus réglementés par des entreprises ou des organismes publics privés.

Il existe des politiques nationales et internationales pour la gestion de la substance et il est du devoir de chaque pays de veiller à sa conformité, la seule chose que nous pouvons faire par nous-mêmes est de prendre soin de la nourriture qui est une forme de revenu.

Les dioxines pénètrent dans l'environnement et passent dans la chaîne alimentaire, où nous sommes des consommateurs.Par conséquent, nous devons prendre soin de la consommation d'aliments gras, de produits laitiers et de légumes si nous sommes conscients que les dioxines sont une menace dans notre localité.

Chapitre 29. Syndrome des ovaires polykystiques

Le syndrome de l'ovaire Poliqui stico, acronyme SOPK, est un présent trouble chez les femmes est d' avoir des niveaux très élevés d' une hormone appelée androgène. Les hommes et les femmes ont naturellement des androgènes, mais la tendance chez le sexe masculin est de maintenir un niveau élevé, lorsque cela se produit chez une femme, certaines complications apparaissent.

Le i RREGULARITES menstruel, les cheveux plus du visage, l' apparition de l' acné et l' infertilité sont des symptômes de SOPK, ainsi que la croissance des kystes de l' ovaire, mais sont visibles que par les procédures médicales.

L' un de chaque dix femmes en âge de procréer souffrent d'du syndrome des ovaires polykystiques, soit 10% de la population féminine âgée entre 15 et 44 ans. 10% des patients infertiles ont des kystes folliculaires dans leurs ovaires.

Pourquoi le S OP se développe- t-il?

Habituellement, un patient atteint de SOPK a un parent direct qui en souffre également, de sorte que la prédisposition génétique au trouble est indéniable, mais il n'y a pas suffisamment de preuves pour soutenir qu'il s'agit de la seule cause.

Le syndrome des ovaires polykystiques est diagnostiqué chez les femmes dont l'âge varie entre 20 ou 30 ans, mais il peut apparaître chez les filles et les adolescents , en tout cas il est le produit d'un déséquilibre hormonal.

Lorsque les niveaux d'androgènes augmentent en œstrogènes, la progestérone chute et ces hormones sont impliquées dans la maturation et la libération des ovules pendant l'ovulation. Lorsque le SOPK est subi, les ovules matures ne sont pas libérés et restent à la place dans les ovaires recouverts de liquide, c'est pourquoi des kystes et des renflements sont générés dans les ovaires.

Le diagnostic précoce et l'observance du traitement normalisent les symptômes de la maladie et préviennent les complications telles que le diabète de type 2 et les maladies cardiaques, qui sont étroitement liées.

Comment les perturbateurs influencent-ils le SOPK?

Selon de diverses études, l perturbateurs endocriniens os et en particulier l' esprit Bisphenol A est présente des concentrations plus chez les adolescents et les femmes adultes atteintes de SOPK par rapport aux femmes en bonne santé. Une incidence plus élevée d' hyperandrogénémie a également été découverte, ce qui démontre clairement la relation des effets sur le système endocrinien de la substance.

Ainsi, les scientifiques ont conclu que l' exposition des perturbateurs endocriniens constante comme le bisphénol modifient une régulation neuroendocrine de façon permanente, la reproduction et métabolique donc favorise le développement des SOPK chez les femmes avec une prédisposition génétique ou que le bien pourrait accélérer et les symptômes ne ferait qu'aggraver qui en souffrent déjà.

94

Le bisphénol A est aujourd'hui l'un des principaux responsables des problèmes endocriniens en raison de sa présence dans le plastique et de l'utilisation constante de nous avec ce matériau. L'une des plus grandes préoccupations est que des études animales plus récentes montrent que la fonction de reproduction peut être radicalement altérée par l'exposition pendant la période périnatale.

Si le syndrome des ovaires polykystiques est dû à un trouble des hormones impliquées dans la reproduction et que les perturbateurs endocriniens affectent précisément le centre hormonal de notre corps, il n'est pas surprenant que 30% des personnes cliniquement obèses et 10% des Les patients diabétiques souffrent du trouble à un certain stade de leur vie.

Ici, nous reflétons une fois de plus l'importance de réduire le contact avec le plastique au quotidien. C'est une mesure que nous avons déjà mentionnée dans d'autres chapitres, cependant, étant donné les conséquences dérivées du bisphénol et d'autres perturbateurs, il est plus que commode de s'en souvenir.

Chapitre 30. Insuffisance ovarienne précoce

L'insuffisance ovarienne précoce, également connue sous le nom d' insuffisance ovarienne prématurée (FOP), est une perte de la fonction ovarienne normale avant d' atteindre 40 ans. Elle se caractérise par une carence dans la production d'oestrogène, une menorrea et l' infertilité féminine.

L'insuffisance ovarienne précoce n'est pas la même chose que la ménopause prématurée, même si elles sont souvent confuses, chez les premières femmes ont des menstruations irrégulières ou occasionnelles pendant des années et il y a la possibilité d'une grossesse si un traitement approprié est effectué, la ménopause prématurée Elle entraîne l'arrêt de l'activité reproductrice et donc la disparition totale des menstruations.

Statistiquement, une femme sur 100 de moins de 40 ans souffrira d'une insuffisance ovarienne prématurée et seulement une femme sur dix mille dans la vingtaine. Habituellement, aider le patient ar taux d'œstrogènes ecuperar prev i dans et des complications telles que l' ostéoporose, qui se produit lorsque le corps maintient un faible niveau d'oestrogène.

Qu'est- ce qui cause ce trouble?

La cause de l'insuffisance ovarienne précoce est inconnue dans 90% des cas diagnostiqués. Les ancêtres médicaux établissent que la FOP se développe lorsque deux types de problèmes apparaissent dans les follicules de l'ovaire, qui est le site où se développent les ovules.

Il se peut que le follicule de travailler plus tôt que la normale de l'arrêt ou il peut ne pas fonctionner correctement et d'empêcher le développement de l'œuf. Certaines maladies génétiques, certains troubles métaboliques et certains traitements comme la chimiothérapie peuvent être responsables de ces deux affections de l'ovaire.

Ces dernières années, a été évalué l'effet de certaines substances toxiques, comme la fumée de la cigarette et les pesticides, il semble qu'il y a une relation entre son effet sur la santé et l'émergence de la PFO.

Comment les perturbateurs endocriniens influencent-ils?

Certains métaux tels que le cadmium et le nickel, les solvants et les pesticides peuvent affecter r la fonction ovarienne à la gâchette altération hormonal ou auto immune, ou d'induire la prolifération cellulaire et l'apoptose accélérée.

Les scientifiques pensent que l'effet des perturbateurs se produit à travers les récepteurs d'oestrogène et les récepteurs d'hydrocarbures aromatiques, donnant lieu à trois mécanismes d'action différents.

Premièrement, une atrésie folliculaire (diminution) peut être générée pendant la croissance de l'ovule grâce à une augmentation du stress oxydatif et de l'apoptose. Ils pourraient également altérer les voies de signalisation influençant la folliculogenèse et enfin il y a la possibilité de modifications dans l'ADN qui altèrent la fonction ovarienne.

L à folliculogenèse commence dans le développement du fœtus et l'on pense à l'exposition environnementale et le mode de vie du parent peut déclencher ces problèmes et quelques similaires, cependant, encore la preuve est de confirmer l'héritage transgénérationnel de la FOP quand il vient pollution de l'environnement.

Comment éviter les métaux lourds?

Des métaux comme le nickel et le cadmium peuvent être trouvés dans les aliments, mais aussi dans les ustensiles que nous utilisons, les pots en acier inoxydable, par exemple, libèrent de petites particules de la substance lorsqu'elle est utilisée et exposée à la chaleur, donc Notre mesure de prévention doit s'articuler autour de la limitation de son utilisation et de l'obtention d'autres alternatives pour préparer les aliments.

Éviter les cigarettes et le tabagisme passif est un autre moyen efficace d'éviter de nous exposer au cadmium et au nickel, car les plants de tabac absorbent la substance de la terre, passent à la cigarette et sont libérés dans l'atmosphère lors du processus de combustion.

Réduire et éliminer complètement le contact avec les métaux lourds pendant la grossesse peut prévenir des maladies graves chez le bébé.Par conséquent, nous devons prêter attention aux fruits, aux légumes et au poisson, qui sont les sources les plus courantes de métaux dans l'alimentation.

Chapitre 31. Cancer de l'ovaire

Le cancer de l' ovaire ou de l'ovaire est un type de cancer qui prend naissance dans les ovaires. Le système reproducteur d'une femme a deux ovaires, un de chaque côté des trompes de Fallope et est responsable de la production d'ovules et d'hormones telles que les œstrogènes et la progestérone.

Lorsque les cellules de cette région du corps commencent à se développer sans contrôle, la maladie est apparue, ce qui n'est pas très facile à détecter à un stade précoce, en fait, dans 20% des cas seulement, une détection est faite aux stades précoces et Les patients les plus fréquents sont des femmes âgées, c'est-à-dire des femmes de plus de soixante ans.

Cette maladie est la deuxième plus courante en gynécologie et pour l'année 2019, l'American Cancer Society estime qu'aux États-Unis, il   y   en   aura environ 22. 530 nouveaux s diagnostic s sur les 13. 980 décédés

Le risque de cu à lquier femme souffrant de la maladie est de 78%, cela signifie que chaque 78 femelles sera touché et la probabilité de mourir est un dans une centaines de et huit, sans tenir compte de tumeurs bénignes de l' ovaire qui ne représentent pas risque

Grâce aux avancées médicales et scientifiques, les chances de survie au cancer de l'ovaire sont de 44% en cinq ans, quel que soit l'âge, le stade ou le type histologique. La survie est beaucoup plus   élevée   dans les   tumeurs   à   cellules germinales et les carcinomes, est proche de 90% et a plus de diagnostic chez les adolescents et les jeunes .

Quels sont les perturbateurs responsables?

De nombreux perturbateurs endocriniens sur la liste sont considérés comme potentiellement dangereux car ils sont des promoteurs de tumeurs ou provoquent des altérations du comportement cellulaire, mais certaines parties du corps semblent plus vulnérables que d'autres à l'exposition à la substance.

Les pesticides, par exemple, le même que des plastifiants tels que le bisphénol A, les phtalates, les dioxines, les polychlorobiphényles et les hydrocarbures aromatiques polycycliques associés au cancer de l'ovaire, car ils peuvent perturber la synthèse et le métabolisme des hormones sexuelles stéroïdogenèse idées ovarien et cela génère des déséquilibres importants.

Quel est son mécanisme d'action?

Les perturbateurs endocriniens agissent comme oestrogénique ou comme androgène, mais indépendamment de leur comportement à la fois peuvent provoquer des altérations dans docrinas dans les ovaires à la jointure du récepteur des oestrogènes (ER) ou d'androgène (AR) et interférer avec l'action des hormones stéroïdes Endogen à l'art.

Un disrupteur pas agir d'une manière unique, en fait, il a plusieurs alternatives, par exemple en modifiant l'expression ou l'activité enzymatique nécessaire à la synthèse ou dégradat stéroïdes sexuels d'ions ou de modifier l'expression des récepteurs d'hormones et de leur capacité à se lier ses ligands.

Dans une étude «in vitro» sur des cellules cancéreuses ovariennes, il a été découvert que le xénoestrogène 1 bisphénol

A, qui a une structure chimique similaire au 17β-estradiol (E2) et est naturellement présent dans le corps féminin, a un effet œstrogénique sur la L'induction de l'apoptose, du cycle cellulaire et des gènes cancéreux a également montré qu'une expression élevée du récepteur ER - α par rapport aux tissus normaux augmente la probabilité de maladie.

La santé féminine, en raison de sa capacité créative à vivre et de sa dépendance endocrinienne, semble être plus vulnérable à l'effet des perturbateurs endocriniens, puisque nous avons déjà vu quatre pathologies différentes spécifiques à ce genre et il en existe encore d'autres. C'est l'une des principales raisons qui nous ont amenés à écrire ce livre: l'urgence de prendre des mesures pour la santé et le bien-être.

Chapitre 32. Infertilité féminine

L'infertilité ou l'infertilité féminine est la difficulté à atteindre ou à maintenir une grossesse. C'est une condition qui a connu une augmentation ces dernières années et qui peut être due à de multiples facteurs.

Les troubles menstruels tels que l'anovulation, l'endométriose, les anomalies des trompes de Fallope ou de l'utérus, les problèmes de glaire cervicale, les maladies graves, l'âge, le poids et le stress sont les principales causes de cette condition chez la femme, mais il y a aussi des patients qui ont une Infertilité inexpliquée et autres dont le problème est causé par une exposition à des perturbateurs endocriniens.

Sur le plan médical, un couple est considéré comme stérile lorsqu'il essaie sans succès de concevoir un bébé pour une période d'un an ou plus. Dans le monde, on estime qu'entre 10 et 18% des couples ont un certain type de problème pour parvenir à un accouchement réussi, mais ce n'est pas toujours dû à des problèmes féminins.

Environ un tiers de la stérilité dans un couple est due à des aspects féminins, un tiers à des facteurs masculins et un autre tiers à une combinaison de facteurs communs entre les deux ou des causes indéterminées, donc ces dernières années, les traitements de reproduction assistés ont augmenté.

Rien d'autre en Espagne sont environ 50 000 traitements de fertilisation *in vitro dans* et près de 30 000 insémination les artificielle est l'année. E de l'une des preuves solides que quelque chose affecte la santé de la reproduction de notre société, et le fait que 3% des bébés Espagnols nés grâce à des techniques de procréation médicalement assistée selon au directeur médical du groupe IVI, Antonio Requena.

Perturbateurs endocriniens et infertilité féminine

L'effet d'un perturbateur sur la fertilité féminine est très varié car toutes les substances n'agissent pas de la même manière et ne sont pas la cause directe, mais l'infertilité est une conséquence de son action sur le système reproducteur et le système endocrinien , tels comme nous le montrons dans les paragraphes suivants.

Bisphénol A: Présent dans les boîtes, les plastiques et les bouteilles, ce perturbateur diminue la qualité de la réserve ovarienne, influence négativement lors de l'implantation embryonnaire et du développement du fœtus .

Triclosan: ce produit antiseptique diminue considérablement la qualité de l'ovocyte, qui est la forme immature d'un ovule et, avec cela, diminue la possibilité d'une conception.

PFC ou perfluoré: Il est généralement utilisé comme imperméable et non - bâton d isminu e n de manière significative le taux de grossesse et augmente le risque d'avortement spontané.

Pesticides: Les pesticides Aument un certain nombre de Borto s et la grossesse extra - utérine, où l'implantation de l'embryon se produit en dehors de l'utérus et est donc pas viable.

Biphényles polychlorés: cette substance qui était auparavant utilisée dans les machines et certains composants électroniques génère une ndométriose et une diminution des niveaux d'hormone antimullérienne (HAM) qui détermine la quantité et la qualité des follicules ovariens chez une femme.

Les métaux lourds influencent également la fertilité féminine en augmentant le risque d'avortement, c'est-à-dire qu'ils empêchent la réussite d'une grossesse. Ainsi, le comportement des perturbateurs de notre corps est imprévisible car il peut provoquer une pathologie ou limiter notre capacité de reproduction, mais pas seulement, la santé du bébé est également en danger.

Rappelons que nombre de ces perturbateurs sont responsables de mutations génétiques et de certains troubles dont nous parlerons plus loin dans ce livre.

Chapitre 33. Endométriose

L' endométriose est une condition dans la laquelle le tissu endométrial essai se développe en dehors de l'utérus peut rester sur le imprévisiblement péritoine, les ovaires, les intestins, les trompes de Fallope, de la vessie, de la peau ou les poumons, mais les deux derniers sites sont moins fréquents.

Bien que le tissu endométrial se loge à un endroit différent de l'utérus, il réagit avec les hormones du cycle menstruel et saigne, mais le flux dans d'autres parties du corps n'a pas de voie d'évacuation et génère une inflammation, de la douleur et des cicatrices internes chez la patiente affectée.

Lorsque le tissu endométrial se développe dans les ovaires, le sang peut s'incruster et former des kystes fibreux et lorsqu'il est situé entre les organes, il peut provoquer une adhérence et donc de la douleur.

Les causes exactes ne sont pas connues pour générer l' endométriose , mais on pense à être l' une des raisons possibles est que quand une femme a sa période, un rétrograde de flux par lequel les cellules se développent voyage à travers les trompes de Fallope et retours n à le bassin Certains spécialistes disent que la maladie se développe à la suite d'une défaillance du système immunitaire , pour d'autres, c'est plutôt la génétique et on pense qu'elle peut être transmise d'une génération à l'autre.

Si nous passons en revue les statistiques mondiales, nous nous rendrons compte que la pathologie est un facteur qui influence la fertilité, car entre 24 % et 50 % des femmes atteintes d' endométriose ont des difficultés à concevoir un enfant et qu'il s'agit d'une maladie récurrente dans les États United, où l'on estime que plus de 5 millions de femmes sont touchées.

Pourquoi l'endométriose est-elle générée?

Lorsque l'endométriose apparaît, il y a une défaillance des hormones stéroïdes féminines, c'est-à-dire les œstrogènes et la progestérone qui sont responsables de la régulation de la croissance de l'endomètre par stimulation ou prolifération cellulaire.

Pour remplir leur fonction l'oestrogène doit être attaché à l'un des récepteurs est œstrogènes (ER), qui peuvent être ER - α ou ER - β. Etudes scientifiques dans lesquels on a étudié le tissu de l'endomètre ec topique (en dehors de l'utérus) d emostra r ou n l'expression du récepteur est Rogeno principalement ER - α, de sorte que l'on suppose être étroitement liées. T LSO trouvée dans le tissu de l'endomètre présence d'aromatase, une enzyme responsable de la production des œstrogènes.

Quel est le rôle des commutateurs?

Le rôle des perturbateurs endocriniens dans le développement de l'endométriose n'est pas concluant, mais il existe des preuves de son effet . Dans de nombreuses études, les composés ont été étudiés individuellement, mais aucun effet n'a été trouvé, cependant un effet synergique a été suspecté, c'est-à- dire par la somme d'autres facteurs, qui a ensuite été démontrée.

Une étude médicale a mesuré le niveau de substances considérées comme perturbateurs chez 84 femmes subissant une laparoscopie pour endométriose et 3,77 fois des niveaux plus élevés ont été trouvés par rapport aux femmes sans pathologie. En termes simples, les femmes ayant un niveau élevé de substances dans le corps étaient plus susceptibles de développer la maladie.

Les perturbateurs endocriniens considérés comme potentiellement responsables du développement de l'endométriose ont déjà été mentionnés dans cette section du livre et ont expliqué comment les éviter, tels que les PCB, les composés perfluorés, les pesticides, les alkylphénols, les parabens, le bisphénol A et les phtalates.

Selon les études, aucun ne semble être directement responsable, mais ils sont tous en ce moment en grande partie dans l'organisme ou, ce qui est un peu plus dangereux si l'on considère la difficulté de contrôler certaines substances mentionnées.

Chapitre 34. Fibromes utérins

Les fibromes utérins, également appelés myomes ou léiomyomes, sont des tumeurs bénignes de l'utérus qui apparaissent à l'âge fertile de la femme . Seulement 0,5% des myomes deviennent des tumeurs malignes ou des sarcomes, un cancer qui prend naissance dans les tissus musculaires, la graisse et les os.

Un fibrome varie considérablement en taille , ils peuvent être très petits et à peine visibles à la vue ou être très volumineux et déformer et agrandir l'utérus. De même, un seul ou plusieurs peuvent apparaître, croître avec le temps ou diminuer en taille. La formation d'un fibrome utérin ne suit pas un schéma, elle peut mériter des années ou se développer rapidement en peu de temps.

Les myomes ne sont pas très dangereux pour la santé des femmes, mais ils génèrent de la douleur, de l'infertilité et des saignements abondants qui peuvent être contrôlés avec un traitement approprié. En Europe, le montant annuel investi dans le traitement de cette maladie est alarmant.

Dont on estime d'ici 2016 le continent européen consacré 1400 millions d'euros dans le traitement médical et la perte de Fertili père causée par l'endométriose et de l'utérus fibrome , selon à l'École de médecine de l'Université de New York les deux maladies ont été causées par Perturbateurs endocrinien

Que se passe-t-il dans le reste du monde?

L'Europe compte environ 24 millions de personnes touchées et nombre d'entre elles ne consultent un médecin qu'après cinq ans, selon la gynécologue et chercheuse de l'Institut Karolinska, Helena Kopp. Mais ce taux élevé n'est pas exclusif à la région, dans le monde 40 % des femmes entre 35 et 55 ans ont des fibromes utérins.

Cela signifie qu'à l'âge de 45 ans environ 70% des femmes ont développé au moins un myome mais l'ignorent car dans 30% des cas les femmes ne présentent aucun symptôme immédiatement, oui le temps s'est écoulé De l'apparition du myome à la consultation avec un médecin, il n'est pas insouciant du patient.

Qu'est-ce qui cause les fibromes?

Il ne sait pas ce qui cause exacte de l à l' apparition des fibromes, mais il soupçonne que des niveaux élevés d'oestrogène et de progestérone peuvent stimuler leur croissance.

D urant la grossesse, lorsque les niveaux d' oestrogène et fibromes progestérone augmentent en taille, mais ont tendance à être plus petits après la ménopause, lorsque les taux diminuent si toutefois, les changements typiques de cette période, lorsque la fin, il traverse Les femmes en âge de procréer sont plus à risque de développer un fibrome en raison des pics de production que connaissent les hormones.

Les femmes qui sont obèses et la descente afroa Mericana sont souffrir plus susceptibles de fibromes utérins, mais le niveau médical n'a pas été découvert la raison.

Pourquoi sont - ils attribués à des fibromes di de Breakers?

Il est très probable que l'émergence et la croissance des fibromes est temps contrôlée à des hormones (oestrogènes et progestérone) et est bien connu que les perturbateurs endocriniens ont le pouvoir d'empêcher et de modifier l'action des hormones naturelles et leur mécanisme L'action une fois qu'ils pénètrent dans le corps est imprévisible.

On considère que les perturbateurs responsables pourraient être des phtalates, des métaux lourds, des composés perfluorés et des PCB , mais cela est principalement attribué aux premiers.

Dans une étude européenne dans laquelle l'urine de 145 000 femmes européennes diagnostiquées d'endométriose et de fibromes utérins a été analysée, un niveau de phtalates a été trouvé dans leurs échantillons, ce qui conduit les médecins et les scientifiques à parvenir à cette conclusion, cependant Il est également prouvé que les autres substances mentionnées ont une influence importante.

Chapitre 35. Avortements récurrents

L' avortement récurrent est une perte consécutive et une grossesse non planifiée ou induite. On considère qu'un couple souffre d'avortements récurrents lorsqu'ils subissent au moins trois avortements successifs avant d'atteindre vingt semaines de gestation.

L' avortement de courant de s sont un problème multifactoriel de la reproduction et est difficile à déterminer en affectant une population très hétérogène, soit variée.

Statistiquement, près du 1 et 3% des les couples en âge de procréer perdre la grossesse si Improvista, 15% des grossesses reconnues de la fin de clinique dans les avortements et 25% des femmes subissent généralement un avortement au moins une fois dans votre vie .

L'influence des perturbateurs endocriniens sur les avortements récurrents est assez large et complexe car aucune cause unique ne peut être attribuée, mais à de nombreux facteurs qui pourraient affecter à la fois les parents et l'embryon.

Avortements provoqués par des perturbateurs endocriniens

Les chapitres précédents ont expliqué certaines pathologies qui se développent dans l'appareil reproducteur féminin en raison de la présence d'un produit chimique disrupteur, ces maladie s pourrait devenir responsable des avortements récurrents dans une femme, puis laissez « s voir pourquoi:

111

Fibromes utérins: on pense que ces tumeurs bénignes sont causées par un manque de contrôle des niveaux d'oestrogène et de progestérone. Ici, nous trouvons deux possibilités pour la perte d'une grossesse.

L'équilibre hormonal est essentiel pour qu'une grossesse se déroule dans le corps, si une conception est réalisée mais que les conditions ne sont pas adaptées, l'embryon n'aura pas un endroit sûr pour rester ou se protéger et finalement la grossesse sera perdue. D'un autre côté, les gros myomes peuvent déformer l'utérus et rendre l'espace pour l'embryon très petit.

Endométrite **chronique:** l' endométriose a également des causes hormonales, mais au lieu de tumeurs bénignes, elle provoque généralement des lésions intra-utérines et d'autres parties du bassin, qui présentent des saignements et une inflammation. L'endométriose est associée à une étiologie des avortements récurrents entre 5 et 27%.

Atteinte des spermatozoïdes: dans certains cas, la raison des avortements récurrents peut ne pas être chez la mère mais chez le parent. La qualité du sperme qui féconde l'ovule est essentielle pour maintenir une grossesse réussie.

L'étude de la composante masculine en cas de pertes récurrentes a montré que chez ces hommes les dommages à l'ADN étaient 16% plus élevés par rapport aux hommes fertiles dont le partenaire n'a eu aucun problème pour conclure une grossesse.

La fragmentation de l'ADN présente dans le sperme est associée à de nombreux indicateurs de la santé reproductive, par exemple, la qualité embryonnaire, l'implantation, l'avortement spontané et les malformations congénitales.

Obésité, résistance à l'insuline et ovaire polykystique: plusieurs auteurs affirment que ces pathologies sont liées à un risque accru d'avortement spontané en raison du déséquilibre et des modifications subies par l' organisme, par exemple les femmes atteintes de diabète insulino-dépendant dont le contrôle de la la maladie est mauvaise a un taux d'avortement 2 à 3 fois plus élevé que les femmes non diabétiques.

Ainsi, l'avortement récurrent est plus complexe que l'on pourrait penser. Malheureusement, les maladies causées par les perturbateurs endocriniens sont liées d'une manière ou d'une autre à la santé génésique des parents ou au développement normal d'un embryon.

Avec de tels taux élevés d' ovaires polykystiques syndrome, l' obésité et le diabète, est un besoin impérieux de notre bilan de santé avant de planifier une famille, parce que nous savons maintenant que ces conditions médicales font qu'il plus difficile de faire un bébé dans le monde.

Chapitre 36. Retard de croissance intra-utérin

Retarder ou la croissance fœtale restreint la croissance intra - utérine , est une condition qui provoque le bébé de formation est plus faible que prévu pour leur âge gestationnel. Lorsqu'il se produit , le fœtus ne se développe pas à l'intérieur de l'utérus au rythme qu'il devrait et a généralement un poids plus faible à la naissance.

Au niveau de l'obstétrique et de la pédiatrie, ces patients ont un poids inférieur au 10e centile, c'est-à-dire que le bébé pèse moins de 9 bébés sur 10 du même âge, ce qui inquiète à la fois les parents et les prestataires de soins. La santé porte la grossesse.

La restriction de la croissance fœtale peut affecter la taille globale du bébé , mais également la croissance des organes , des tissus et des cellules, ce qui peut déclencher des problèmes avant et après la naissance.

10% des cas de retard de croissance intra-utérin sont liés à des anomalies génétiques spécifiques et à des erreurs de métabolisme congénital qui conduisent à l'interruption de grossesse , par exemple la trisomie 15. Certains syndromes tels que Turner, Edwards et Beckwith-Wiedman sont également responsable d'une croissance fœtale lente.

Quelles complications entraîne un retard de croissance?

Un bébé dont la croissance intra-utérine est limitée peut avoir des difficultés respiratoires et des infections. Vous devrez peut-être aussi naître plus tôt et rester à l'hôpital pendant que votre corps atteint une certaine stabilité et maturité.

Certaines femmes enceintes dans cette condition meurent avant ou après la naissance et un bon pourcentage est exposé à des problèmes cardiaques et vasculaires.

Pour de nombreux experts de la santé l plus cause commune des les problèmes de croissance du fœtus est ma l fonctionnement du placenta, mais peut aussi être causée par l' exposition aux rayons X, les infections telles que la rubéole, l' hypertension artérielle pendant la grossesse et la consommation de tabac Ce dernier coïncide avec les perturbateurs endocriniens.

Perturbateurs endocriniens et croissance embryonnaire

Le cadmium, qui est l'un des métaux lourds qui agit comme perturbateurs du système endocrinien, est incorporé dans la biomasse de plantes telles que le cacao et le tabac et atteint le corps d'une personne lorsqu'elle fume.

Rappelons que lorsque le tabagisme est généré, l'oxyde de cadmium est absorbé rapidement par le corps et on estime que 50% de tout le métal inhalé de cette manière pénètre dans la circulation sanguine, mais peut être évité simplement en arrêtant de fumer et apporterait Grands avantages pour le fœtus.

Les femmes enceintes exposées au cadmium sont plus susceptibles de subir des avortements spontanés et des fœtus contaminés sous le poids de naissance , car le métal diminue la synthèse de la leptine, une hormone qui régule l'organogenèse et le développement fœtal.

D'un autre côté, il semble que la combinaison de plusieurs perturbateurs dans l'organisme de la mère augmente considérablement la probabilité que la croissance fœtale soit retardée, comme le démontre une étude réalisée par l'Institut de la santé mondiale de Barcelone.

Les résultats de la recherche montrent que les femmes ayant des emplois classés comme exposés à un ou plusieurs groupes de perturbateurs endocriniens avaient un risque 25% plus élevé d'avoir un bébé de faible poids et que le risque est proportionnel au nombre de substances exposées, est Dites, multipliez.

Il est surprenant de découvrir les nombreuses façons dont les substances que nous avons vu dans ce livre peuvent n avoir une incidence sur nos vies, même vant le moment de la naissance lorsque notre corps est encore en formation et nous ne sommes pas au courant de ce qui se passe.

Chapitre 37. Naissance prématurée

L'accouchement prématuré ou prématuré a lieu trois semaines avant la date cliniquement prévue. Une femme est considérée comme ayant un accouchement et un bébé prématuré lorsque l'accouchement a lieu avant la 37e semaine de gestation.

La grossesse humaine dure 40 semaines à partir du premier jour de la dernière menstruation, ce qui équivaut à 9 mois et est assez de temps pour tous les organes, systèmes et appareils du bébé pour terminer son entraînement et atteindre la maturité nécessaire pour se déployer de cordon ombilical, mais lorsque le travail se produit tôt, le bébé a des problèmes de santé.

Selon les statistiques de l'Organisation mondiale de la santé (OMS), 15 millions d'enfants prématurés naissent chaque année dans le monde, et malheureusement un million d'entre eux ne survivent pas parce que leur état corporel ne le permet pas.

la livraison de prématurité est une cause majeure de la maladie (morbidité) et la mortalité périnatale, par exemple, aux États-Unis a une incidence du temps de l'accouchement prématuré de 12%, mais si l'on exclut les malformations congénitales 75% de Muer t est - périnatale et 50% des problèmes neurologiques sont dus à la prématurité du bébé .

Le bébé prématuré peut avoir une petite taille avec une tête disproportionnée, peu de réserves de graisse et donc être plus mince, des problèmes respiratoires et peu de réflexes de succion, il peut également naître recouvert de lanugo ou de cheveux fins.

Quelles sont les causes naissance pr e maturo?

La naissance précoce d'un bébé peut être due à une infection de la mère, à une maladie rénale, à l'obésité, à des problèmes cardiaques ou thyroïdiens, au diabète ou à une anémie sévère, parmi de nombreuses autres maladies et troubles.

D'autres conditions telles que le fait d'avoir moins de 17 ans ou plus de 35 ans, d'avoir déjà subi une naissance prématurée, une activité physique excessive, un utérus de forme anormale, le stress et la dépression sont également responsables des accouchements précoces, mais bien sûr, les perturbateurs endocriniens ont Un rôle important.

Phtalates, bisphénol, biphényles et accouchements prématurés

Grâce à diverses études, les scientifiques pensent que l'exposition aux phtalates, au bisphénol, aux biphényles, aux pesticides organochlorés et aux composés perfluorés augmente le risque d'accouchement prématuré, mais leur action dans son ensemble est considérée comme plus dangereuse que celle de chaque substance séparément.

Dans une étude de l'Université du Michigan, l'urine de près de 500 femmes enceintes avec des naissances prématurées a été analysée pour des traces de phtalates et les résultats de l'analyse en laboratoire ont été comparés à l'urine de femmes dont la grossesse a culminé dans le temps prévu, le la quantité de substance était plus élevée dans le premier groupe.

Une autre recherche menée à l'Université de Californie , publiée dans la revue *Environmental Health*

Perspectives , *a* analysé un total de 268 femmes participant à une enquête nationale sur la santé et jusqu'à 163 produits chimiques différents ont été détectés dans 99% des participants.

Certaines des substances que les scientifiques ont trouvées étaient le bisphénol-A, les biphényles polychlorés, les pesticides organochlorés, les composés perfluorés, les phénols, les phtalates et les hydrocarbures aromatiques polycycliques, mais une plus grande attention a été accordée au bisphénol A.

La conclusion de l'étude était que toutes les substances trouvées chez les mères ne sont pas présentées en quantités suffisamment dangereuses pour affecter la grossesse, mais certaines d'entre elles en quantité élevée affectent la grossesse de manière significative.

De plus, les spécialistes soulignent que l'exposition à plusieurs substances peut être plus nocive pour la santé que l'impact qu'un seul produit chimique pourrait provoquer dans le corps.

Ces substances sont liées à l'alimentation et au plastique et dans les chapitres précédents, nous avons mentionné les mesures nécessaires pour les éviter. Étant donné que jusqu'à la date d'un accouchement, il peut être affecté par des perturbateurs endocriniens, il est important de faire des prévisions avant de planifier une famille.

Chapitre 38. Faible poids à la naissance

"Poids à la naissance de l'ail B" est l'expression utilisée au niveau médical lorsqu'un bébé est né pesant moins de 5 livres et 8 onces. L' Organisation mondiale de la santé (OMS) définit qu'un faible poids à la naissance est inférieur à 2.500 g.

La naissance prématurée et la croissance fœtale restreinte, deux conditions que nous avons vues plus tôt, sont principalement responsables d'une naissance inférieure au poids normal. Certains bébés sont en bonne santé malgré leur maigreur et n'ont aucun problème pendant leur développement, cependant, d'autres ont de graves problèmes de santé.

Un nouveau-né de faible poids corporel peut avoir des problèmes d'alimentation, une prise de poids normale que vous devriez connaître de mois en mois et peut avoir des difficultés à combattre les infections.

Si nous examinons les statistiques mondiales, nous observons qu'entre 15% et 20% des bébés ont un poids inférieur à leur poids normal , ce qui équivaut à 20 millions de nourrissons par an . Aux États-Unis, environ 8% des naissances présentent une insuffisance pondérale.

L' OMS a pour sa cible pour l'année 2025 pour réduire de 30% le nombre d'enfants à ce problème, pour atteindre ce taux devrait être réduit annuellement de 3% entre 2012 et 2025 , et le nombre de nouveau - nés touchés passerait de 20 millions à 14 millions

Pourquoi un enfant naît-il en insuffisance pondérale?

C infections ertaines et des problèmes génétiques affectant en particulier le corps bébé en développement afin que votre corps ne se développe pas comme il se doit et peut le rendre plus petit et plus mince que prévu au moment de sa naissance. Elle affecte également la grossesse, un fœtus ayant des problèmes congénitaux est plus susceptible de naître avant un fœtus qui n'en a pas.

Les habitudes de la mère influencent également le poids qu'un bébé peut prendre pendant la grossesse. Le tabagisme, la consommation d'alcool et la consommation de drogues illicites sont des pratiques qui affectent le développement du fœtus et retardent sa croissance, augmentant les chances d'accouchement prématuré et donc d'un faible poids à la naissance.

Bien sûr, il existe des facteurs environnementaux associés au faible taux de nouveau-nés, en particulier l'exposition aux perturbateurs présents dans les retardateurs de flamme, les produits chimiques perfluoroalkylés et le plomb, qui sont impliqués dans le développement du fœtus à un point qui limite sérieusement leur croissance.

Plomb et faible poids de naissance

Des niveaux élevés de plomb chez une femme enceinte peuvent provoquer des fausses couches et des naissances sans vie, mais dans d'autres cas, cela peut entraîner une naissance prématurée et un faible poids à la naissance. D'autres effets qui pourraient être trouvés chez un enfant né dans ces conditions sont des problèmes d'apprentissage et de comportement.

Rappelons que le plomb est associé à des problèmes cognitifs chez les jeunes enfants, une intoxication due à la difficulté de leur corps à supporter des doses inoffensives pour les adultes et des malformations, donc en ce qui concerne les bébés et les jeunes enfants, des mesures de protection supplémentaires doivent être prises contre cela. substance

Que faire pour éviter l' exposition au plomb?

Une mère qui soupçonne que l'exposition au plomb peut affecter sa grossesse peut prendre les mesures suivantes lorsqu'elle envisage de créer sa famille:

• Faites un test sanguin pour détecter les niveaux de métaux dans le sang et vérifiez qu'il convient ou non à une grossesse en bonne santé.

• Evit ar peindre la chambre de bébé avec le plomb - peintures à base et avant, pendant et après la grossesse est pas exposé à ce produit.

• Solliciter ar des informations à la distribution d'eau potable sur le Traité de l'eau entrant dans votre maison.

• Effectuez plusieurs repas par jour. Le plomb de l'environnement est plus facilement absorbé par la circulation sanguine et reste plus dans le corps lorsque l'estomac est vide.

• Ne pas transporter ou na régime alimentaire faible en calcium, le fer, le zinc, la vitamine C, la vitamine D et la vitamine E sont asociad années avec la croissance de la quantité de plomb est absorbé dans la circulation sanguine.

Chapitre 39. Loom c au début

Il est appelé telarqu í au début ou au début thélarche au développement du tissu mammaire chez une fille avec un sous l'âge de 8 ans. L'apparition du bouton du sein est généralement le premier signe visible de la puberté chez les filles et se produit en raison d'une augmentation des œstrogènes, mais dans des conditions normales, elle doit survenir entre 11 et 16 ans.

Le métier à tisser précoce n'est pas synonyme de puberté précoce, bien que chez les filles en bonne santé, le métier à tisser soit le début de la puberté. Il y a des filles dont le bouton apparaît sein plusieurs années avant que Ménar quia ou les premières règles et pubar avant un, ce qui est l'apparition de poils pubiens.

L'incidence annuelle de cette maladie chez les filles est de 1 à 5000, et n autres mots, chaque année un de chaque 5000 enfants est diagnostiqué précoce thélarche, mais dans 60% des cas le patient a moins de 2 ans et la plupart La condition survient dès le moment de la naissance.

Chez 85% des filles qui présentent une télarchie précoce, il s'agit d'un trouble bénin et auto-limité appelé « télarchie bénigne isolée » et ne sera pas un problème grave pour la petite, car il peut conduire à un développement normal pour son âge et n'aura pas de puberté précoce, mais il doit rester sous la surveillance d'un pédiatre.

Seulement 15% des filles ont une puberté précoce et d'autres caractères sexuels apparaissent prématurément, tels que les poils axillaires et pubiens ou des saignements vaginaux.

124

Substances chimiques associées au métier à tisser précoce

Il existe trois substances à effet perturbateur endocrinien associées à l'apparition précoce du bouton du sein chez les filles, à savoir: les phtalates, les phytoestrogènes et la lavande. L os phtalates, qui ont un effet anti - androgène , trouvés dans les jouets en plastique, produits d'hygiène pour les enfants, les cosmétiques et chez les patients au stade précoce thélarche a été observé des concentrations plus élevées de métabolites de la substance par rapport aux enfants sans le désordre.

De même, des produits tels que les pesticides, les herbicides et les dérivés de l'industrie chimique induisent également le développement précoce des seins par une activité directe vers le récepteur des œstrogènes , ou par une augmentation de l'activité de l'enzyme aromatase, qui génère une augmentation du volume glandulaire.

Nous savons parfaitement comment éviter les phtalates et ces mesures sont applicables aux enfants, cependant les deux autres substances n'ont pas été mentionnées dans le livre. Les phytoestrogènes sont présents dans le soja et tous les produits obtenus à partir de celui-ci et la lavande est une plante commune qui a un effet sur le système endocrinien.

Les phytoestrogènes sont des composés d'activité oestrogénique trouve naturellement dans les plantes et les aliments, en particulier dans le soja. Une fille dont le régime alimentaire riche en ce type de nourriture est exposé à un métier à tisser précoce en raison des effets de la substance sur son corps.

La lavande pour sa part est intégrée dans divers produits cosmétiques tels que crèmes pour le corps et les shampooings, mais e substance sta a oestrogénique et anti - activité androgénique, ce qui signifie que Competes ou entrave les hormones qui contrôlent les caractéristiques mâle, ce qui pourrait avoir une incidence sur puberté et croissance.

Comment éviter le métier à tisser précoce?

Le métier à tisser précoce peut être évité en limitant l'exposition d'une fille aux phtalates, aux phytoestrogènes et à la lavande. Vous pouvez remplacer la plupart de vos jouets en plastique par d'autres en un matériau différent comme le bois, tant que les résines ou les plastifiants ne sont pas utilisés pour les protéger.

Le matériau avec lequel votre bouteille, votre verre et vos couverts sont fabriqués est également important, il existe plusieurs entreprises qui se consacrent à la fabrication de produits pour bébés sans produits chimiques nocifs.

La consommation de soja et de ses produits doit être réglementée par un pédiatre et un nutritionniste afin que si la famille consomme régulièrement de la nourriture, l'enfant ne soit pas affecté.

Enfin, il y a la lavande, une substance qui peut être facilement évitée si vous achetez des produits sans elle. Ces mesures sont faciles à réaliser mais très efficaces pour prendre soin de la santé et du bon développement d'une fille.

Chapitre 40. La puberté féminine précoce

Au niveau clinique, on considère qu'une fille passe par une puberté précoce lorsque les premiers changements physiques de l'âge adulte apparaissent avant son âge avant 8 ans , cela inclut des aspects liés au développement sexuel.

Chez les filles, le premier schéma pubertaire est le développement du sein, puis l'apparition des poils pubiens et des poils axillaires a lieu et enfin la première menstruation arrive, qui se produit entre deux et quatre ans après le métier à tisser et se produit généralement entre 12 et 16 ans

La puberté précoce semble avoir une incidence différente selon les gènes de la fille affectée, par exemple, chez les Afro-descendants, elle apparaît dans 20 à 30%, tandis que chez les filles avec des gènes caucasiens, elle survient dans 8 à 10% de la population.

Il existe deux types de puberté précoce, l'un dépendant de l'hormone de libération des gonadotrophines et l'autre indépendant, respectivement connus sous le nom de puberté précoce centrale et périphérique.

La puberté précoce dépendante des gonadotrophines (GnRH) survient chez les deux sexes et est 5 à 10 fois plus fréquente chez les filles. Dans cette condition active l'axe hypothalamo-hypophysaire qui détermine l' augmentation de la taille et la maturité des gonades, le développement des caractères sexuels secondaires et ovogenèse ou spermatogenèse.

Dans la puberté précoce indépendante GnRH apparaissent les caractères sexuels secondaires deb partis à des niveaux d'oestrogène ou androgènes circulants élevés, mais pas l'activation de l'axe hipotála mo-pituitaire et donc pas de maturation des gonades.

Qu'est-ce qui induit une puberté précoce chez les filles?

De nombreux facteurs peuvent induire une puberté précoce chez les filles, par exemple l'obésité et l'exposition aux perturbateurs endocriniens.

Une étude récente a regardé à plus de 1100 filles à s 9 ans, puis à 26 ans et a constaté que chaque augmentation d'un écart - type Indice M asa Corps (IMC) à l'âge de 9 ans en corrélation avec le double chance d'avoir la ménarche avant 12. Ceci est principalement dû à une hormone appelée l eptina que produc et par le tissu adipeux, inhibe l' appétit et favorise la libération de k isspeptina , une autre hormone cochon Guinée à la fonction est de stimuler les neurones responsable de l' activation de l'hormone de libération des gonadotrophines.

Donc , plus le tissu adipeux ont un enfant , niveau supérieur de l eptina et k isspeptina aura votre corps et donc un début plus précoce de la puberté.

L'effet des perturbateurs endocriniens est désormais très spécifique grâce aux efforts du National Institute of Environmental Health Sciences et de la US Environmental Protection Agency. UU, qui dispose d'une preuve claire des produits et des produits chimiques couramment utilisés induisent une puberté précoce.

Les scientifiques ont montré que les gels antibactériens, les produits de soins personnels et les substances nettoyantes contiennent du triclosan, des phtalates, des parabènes et des phénols, quatre substances qui provoquent l'apparition précoce des seins, des poils pubiens et d'autres caractéristiques du développement sexuel.

Son étude consistait à évaluer 179 filles et 159 garçons. Au cours de l'expérience, ils ont mesuré les concentrations des quatre substances dans l'urine collectées auprès des mères pendant la grossesse et plus tard celle des enfants à l'âge de 9 ans. La puberté a été évaluée tous les 9 mois entre 9 et 13 ans.

Lors de l'analyse des résultats, les scientifiques en charge de l'enquête ont découvert que:

- Le niveau élevé de triclosan dans l'urine maternelle pendant la grossesse pourrait avoir une plus grande influence sur le début précoce des règles .

- Le niveau élevé de phtalates dans l'urine de la mère pendant la grossesse pourrait accélérer r le développement des poils pubiens.

- Les filles avec des niveaux élevés de méthylparabène ou de propylparabène dans l'urine ont eu un début précoce de menstruation, de bouton de poitrine et de poils pubiens par rapport aux autres filles de leur âge.

- L comme les filles avec des niveaux élevés de 2,5-dichlorophénol dans l'urine a un développement tardif dans les poils pubiens.

Il a été démontré que les filles qui connaissent une puberté précoce ont un risque plus élevé de cancer du sein et de l'ovaire, en plus que leur comportement et leur estime de soi soient plus affectés que ceux de leurs pairs.

Ces problèmes peuvent être évités grâce à des mesures simples, comme éviter l'exposition au plastique chez la mère et l'enfant et réduire les produits cosmétiques et de nettoyage à l'essentiel, en préférant toujours des options exemptes de produits chimiques dangereux.

Chapitre 41. Pene de petite taille

La microfalosomie, maladie de Shadi ou micropène, est un pénis de très courte longueur par rapport à un membre masculin moyen. Un petit pénis dans un état flasque mesure deux centimètres et n'érige pas plus de sept. Il y a certains cas où à peine l'appareil génital masculin visible, ressemblant m du minerai vers le clitoris femelle.

Pour les idées socialement imposées, de nombreux hommes considèrent qu'ils ont un petit pénis, mais pour déterminer un petit pénis au niveau médical, la base est également prise en compte, pas seulement la partie libre.

En d'autres termes, un petit pénis avec une érection maximale ne dépasse pas huit centimètres de l'os pu biano à la pointe du gland, avec le prépuce rétracté. De cette façon, seul un petit pourcentage de la population masculine mondiale est affectée par cette condition, 1 homme sur 10 000.

Pourquoi un enfant naît-il avec une microfalosomie?

Un pénis de petite taille, est le résultat d'une stimulation androgénique insuffisante, ce qui conduit à un retard de croissance des organes génitaux externes chez les mâles. Cette condition peut être causée par un hypogonadisme primaire ou un dysfonctionnement hypothalamique ou hypophysaire.

E l hypogonadisme est un trouble dans les caractéristiques sexuelles de l'homme ne sont pas bien développé pour une mûrissent fin biologique, comme le r de croissance etraso constitutionnelle, ou une blessure testiculaire qui

131

affecte la production de testostérone et le sperme, dans ce serait l' hypogonadisme hypergonadotrope.

Les micropenis peuvent également être dues à des altérations de la méiose, ce qui est le processus de réplication cellulaire. Dans ce cas, il existe une différenciation inadéquate des cellules de Leydig, qui sont les producteurs de testostérone, l'hormone sexuelle la plus importante chez l'homme et sont situées dans les testicules.

L à une carence en testostérone pendant la grossesse est l' un des facteurs qui sont également considérés comme responsables du pénis de petite taille et d' autres anomalies génitales. C poule le fœtus mâle testostérone assez ne produit pas ou la mère n ou produire gonadotrophine chorionique humaine suffisante d'hormones génitales mâles ont de la difficulté développée.

Les perturbateurs peuvent-ils provoquer un petit pénis?

Jusqu'à récemment, il n'y avait aucune preuve claire que les perturbateurs endocriniens avaient une quelconque influence sur le développement de la microfalosomie, en fait, cette condition a été attribuée aux maladies congénitales et bien qu'il existe une certaine relation, ce n'est pas le seul facteur d'influence.

Une étude publiée dans la revue *PLOS Computational Biology* a rassemblé et analysé des milliers de dossiers médicaux des États-Unis à la recherche d'une réponse au taux élevé d'autisme et de déficiences mentales qui ont été présentés dans certains comtés du pays.

Les chercheurs ont constaté que les deux pathologies est géographiquement coïncident avec les domaines où les enfants ont une forte incidence de malformations dans les organes génitaux. Plus précisément, les garçons atteints de troubles du spectre autistique étaient 5,53 fois plus susceptibles d'avoir des malformations génitales.

Selon les experts qui ont mené l'étude, il y a une incidence plus élevée d'enfants atteints de malformations génitales lorsque les parents sont exposés à des pesticides et à des substances polluantes telles que le plomb , les hormones, les plastifiants et les médicaments et ces substances sont également associées au développement de l'autisme et des déficiences intellectuelles. .

Andrey Rzhetsky, l'un des chercheurs en charge et membre du Medical Center ou de l'Université de Chicago, explique que l'autisme semble être fortement associé au taux de malformations génitales masculines aux États-Unis, indiquant que le problème provient du fardeau Environnementales , en d'autres termes, ils sont sûrs que les substances chimiques mentionnées ont un effet sur le développement de la microfalosomie.

Chapitre 42. Cryptorchidie

La cryptorchidie est un problème génital qui affecte exclusivement le sexe masculin et se caractérise par la descente incomplète d'un ou des deux testicules dans le scrotum. P ou habituellement le bébé qui a souffre aussi d'une hernie inguinale.

Le diagnostic de cryptorchidie est fait par un examen physique par un pédiatre et parfois une intervention chirurgicale est nécessaire pour retirer le testicule qui n'est pas descendu.

Développement normal des testicules aux premiers stades

Le développement testiculaire normal chez tout bébé mâle commence dès le moment de la conception et a lieu dans la cavité rétropéritonéale du fœtus, puis va dans la poche scrotale. La descente doit se produire entre 28 et 40 semaines de gestation et est associée à des processus hormonaux et mécaniques.

Selon l à statistiques s, cryptorchidie touche environ 3% des nouveau - nés à terme et jusqu'à 30% des nouveau - nés prématurément. D de les tiers des testicules non descendus avant la naissance atteignent les sacs scrotale spontanée esprit pendant les 4 premiers mois de la vie. Ainsi , 0,8% de b et de x s nécessitent un traitement plus tard .

Le 80% des cas de cryptorchidie sont diagnostiqués cliniquement peu après le temps de la naissance, le reste se fait pendant l' enfance ou au début de l' adolescence. La cryptorchidie reste dans le canal inguinal le long du chemin de la descente, dans la cavité abdominale ou rétropéritonéale près des reins, mais cela se produit moins fréquemment.

La cryptorchidie peut être unilatérale lorsqu'un seul testicule ne descend pas ou bilatérale si les deux n'atteignent pas les poches scrotales. Normalement, un seul des testicules est affecté mais environ 10% des cas affectent les deux.

Pourquoi la cryptorchidie se produit-elle?

La descente testiculaire est conditionnée par des facteurs hormonaux, par exemple, par les androgènes ou le facteur d'inhibition de Müller; des physiciens tels que la régression du gubernulum et la pression intra-abdominale ; et pour l'exposition maternelle aux substances œstrogéniques ou antiandrogéniques.

Certaines conditions telles que la naissance prématurée, la croissance intra-utérine restreinte, les grossesses gémellaires et le faible poids à la naissance peuvent provoquer une cryptorchidie chez le bébé, ainsi que le diabète gestationnel, certaines anomalies chromosomiques et l'âge avancé de la mère.

Perturbateurs endocriniens et cryptorchidie

À ce jour, les perturbateurs endocriniens les plus associés aux problèmes du système reproducteur masculin du fœtus sont présents dans les pesticides et pour le prouver, un groupe de chercheurs des années 90 a mené une enquête.

Les scientifiques sont partis de l'hypothèse que la substance à activité hormonale présente dans les pesticides augmente le risque de cryptorchidie, ils ont donc représenté 270 cas d' orchidopexie chez les enfants âgés de 1 à 16 ans.

L'orchidopexie est l'intervention chirurgicale qui nécessite une cryptorchidie et l'étude a été réalisée à l'hôpital clinique de Grenade. Pour rendre l'étude plus spécifique, les chercheurs ont utilisé la résidence et le centre de santé comme unités géographiques de référence pour l' analyse. Avec ces données, une comparaison a été faite.

Dans chaque région, le taux d'orchidopexie a été estimé et il s'est accompagné de l'utilisation de pesticides, déterminant ainsi que la fréquence de cryptorchidie a augmenté parallèlement à l' utilisation de pesticides dans les différentes régions, à l'exception de la capitale de Grenade.

À cette époque, les chercheurs n'ont pas pu confirmer une relation directe entre les pesticides et le risque de cryptorchidie, mais ils ont montré une fréquence plus élevée d'orchidopexie chez les enfants des municipalités proches de la côte méditerranéenne, qui est une zone dédiée à l'agriculture intensive.

Avec un traitement précoce chez les enfants, vous pouvez connaître une croissance normale de vos organes génitaux, être fertile lorsque vous atteignez l'âge de la reproduction et réduire le risque de cancer du testicule.

Chapitre 43. Hypospadias

Hypospadias est une anomalie présent uniquement chez les mâles, lorsque se manifeste le pénis n'a pas été développé de la manière habituelle, mais le méat, qui est l'ouverture à travers laquelle circule l'urine, se trouve au fond du gland, en tronc ou à la jonction du scrotum et du pénis et non pas à la pointe comme il se doit.

Cette condition est anatomiquement due à une fermeture incomplète des structures du pénis pendant l'embryogenèse, de sorte que l'ouverture urétrale se déplace le long du côté ventral du membre et n'est pas située vers la pointe, de sorte que l'enfant pourrait avoir des difficultés à uriner.

L pour la formation anormale de l'urètre se produit entre les semaines 8 et 14 de la grossesse et de son emplacement varier la sévérité de l' hypospadias, par exemple, 70% des cas , l'urètre est localizad à l' aval du gland ou de manière distale dans le pénis, ce s sont considérés comme bénins, alors que seulement 30% des cas montrent la gravité élevé.

Quelle est la fréquence des hypospadias?

E n   l' Europe ap roximadamente18,6 naissances par 10 . 000 ont cette anomalie, alors qu'en Amérique du Nord , la prévalence et s plus grand et peut être vu dans 34,2 naissances par 10,0000 .asia est le continent avec la prévalence la plus faible, il atteint à peine 0,69 naissances par chiffre mentionné.

L'hypospadias est considéré comme une anomalie principalement génétique car dans 7% des cas, il y a au moins un membre de la famille avec le même problème, de premier,

137

deuxième ou troisième ordre et lié à sa mère ou son père . La probabilité que le frère cadet d'un enfant atteint d'hypospadias soit également affecté est de 17%.

Quelles complications peut-il avoir?

Lorsque l'urètre est près du gland, il s'agit d'un cas bénin, mais à mesure qu'il approche du scrotum, il devient plus grave et des problèmes esthétiques et fonctionnels peuvent survenir. Lorsque l'hypospadias se produit avec d'autres malformations telles que la cryptorchidie, la fertilité de l'individu peut être compromise.

Dans les cas plus graves, une torsion du tronc du pénis peut être générée, ce qui conduit la tête à une rotation et à une approche de la base, ce qui génère un dysfonctionnement pour les rapports sexuels et la miction.

Chez d'autres patients, le prépuce ne se développe pas complètement et forme un capuchon sur le dessus du gland , qui est plat et incliné en raison du tissu étroit qui l'entoure. Le résultat est une courbure complète du membre mâle.

Peut-il être généré par des commutateurs d?

Dans diverses études, des animaux ont été utilisés et l'effet de l'exposition maternelle aux œstrogènes synthétiques a été évalué pour déterminer s'il s'agissait d'un facteur important dans l'apparition d'hypospadias chez la progéniture, dans la plupart de ces études, un résultat positif a cependant été obtenu. , grâce à la différence entre ces espèces et nous, leur effet sur l'homme est toujours en discussion.

Une autre hypothèse importante explique que certains après les tours de reproduction masculins tels que la cryptorchidie, l'infertilité et le cancer des testicules sont liés les uns aux autres dans un trouble appelé syndrome de dysgénésie et proviennent également de l'exposition de la mère aux œstrogènes pendant la grossesse.

Pour l'instant, davantage de preuves sont nécessaires pour déterminer quels produits chimiques peuvent provoquer cette condition chez le fœtus et pour établir des directives préventives. Étant donné la relation qui existe entre d'autres maladies du système reproducteur masculin infantile, il est important de continuer avec les mêmes formes de protection contre la substance.

Chapitre 44. Gynécomastie pubertaire

La gynécomastie pubertaire, en termes simples, est la croissance des glandes mammaires chez l'homme pendant la puberté . C'est une situation transitoire et bénigne qui n'affecte pas la santé du jeune en développement, seulement son apparence. Dans de très rares cas, il s'agit d'un grave problème endocrinien.

La gynécomastie peut être unilatérale, lorsqu'un seul sein se développe ou bilatérale au cas où le développement du tissu mammaire se produit dans les deux et, fondamentalement, ce que l'adolescente ressent est l'augmentation du volume de tissu autour du mamelon, elle peut provoquer une gêne au toucher mais ne dépasse pas 4 cm.

Certains hommes et garçons souffrant d'obésité ont de la graisse dans la poitrine en raison d'un surpoids, ce n'est pas le développement du sein car il a une consistance plus douce et une forme irrégulière.

Après trois ans, le corps du jeune homme redeviendra normal. Habituellement, aucun médicament ou chirurgie n'est prescrit, mais une attention particulière doit être portée à votre santé endocrinienne.

Pourquoi cela arrive- t- il?

Autant d'hommes que de femmes ont du tissu mammaire dans la poitrine, mais ce n'est que chez les femmes qu'il se développe de façon permanente pendant la puberté et joue un rôle dans la reproduction .

Dans le tissu mammaire masculin, il existe des récepteurs d'œstrogènes et d'androgènes et le déséquilibre entre ces hormones est à l'origine de la gynécomastie. La stimulation des œstrogènes et l'inhibition des androgènes induisent la croissance mammaire. On pense que l'hormone leptine, présente dans les tissus adipeux, est impliquée dans le développement des seins chez l'homme car elle augmente l'activité de l'aromatase, une enzyme responsable d'une étape fondamentale de la biosynthèse des œstrogènes.

Certains hommes non obèses ont des niveaux élevés de leptine, ce qui renforce cette théorie. Environ 50 à 60% des enfants développent une gynécomastie transitoire à un certain stade du développement pubertaire, mais elle survient fréquemment entre 13 et 14 ans. Dans 90% des cas les niveaux de taux d'adultes de portée androgènes et le tissu mammaire subit une involution, ce mérite mai un à trois ans.

Comment les perturbateurs affectent-ils l'apparence des seins chez les jeunes?

Une étude réalisée par le National Institute of Environmental Health Sciences en Caroline du Nord, États-Unis, indique que la lavande et l' huile de thé d'arbre contiennent des agents chimiques qui agissent comme des perturbateurs endocriniens et qui sont largement responsables de la croissance des tissus mammaires dans les adolescents

Ces deux substances sont présentes dans les savons de bain, les lotions pour le corps, les parfums et les détergents à lessive et sont normalement utilisées dans les huiles à appliquer directement sur la peau, car leur influence sur le système endocrinien est peu connue .

L'effet de la lavande et du thé d'arbre sur le corps est antiandrogène, ce qui signifie qu'il inhibe les hormones mâles en permettant l'activité des hormones féminines, telles que les œstrogènes, pour cette raison, un homme pourrait développer des seins, ce qui est un caractéristique physique féminine.

Jusqu'à présent, il n'y a aucune preuve que d'autres produits chimiques sont responsables de la gynécomastie et c'est une condition temporaire chez les hommes, juste au cas où d'autres anomalies se produisent dans leur développement devient une réelle préoccupation pour le risque de santé.

Chapitre 45. Infertilité masculine

Un homme est diagnostiqué comme infertiles quand la difficulté à féconder une femme après avoir essayé à plusieurs reprises au cours d' une année.

Cette condition peut tourner autour d'une faible production de spermatozoïdes, d'un fonctionnement anormal ou de conduits de transport de sperme bloqués d'une manière ou d'une autre. Certaines blessures, maladies et facteurs liés au mode de vie peuvent diminuer la fertilité masculine.

La plupart des hommes ne perçoivent pas d'autre symptôme que la difficulté de concevoir un enfant, mais ils peuvent éprouver des difficultés à éjaculer, une diminution du désir sexuel et une dysfonction érectile.

Les statistiques montrent que dans 40% des cas , le problème de l' infertilité provient des testicules et il est estimé que 1 homme sur 20 ont un faible taux de spermatozoïdes dans l'éjaculat et 1 100 ne spermatozoïdes éjection dans le ey à culation Chez 60% des patients, il n'y a aucune cause à leur état.

F ertilidad mâle

La fertilité de l'homme et donc sa capacité à mettre une femme enceinte est basée sur la quantité et la qualité de son sperme. Si un homme aspire à réaliser une conception, il doit:

- **Et avoir spermatozoïdes sains:** Au moins un de ses testicules doivent fonctionner de manière correcte et votre corps doit produire des niveaux adéquats de testostérone.

- **Canaux séminaux sains: Le** sperme est transporté dans le sperme et ce mélange est conduit à l'extérieur du pénis lors de l'éjaculation. Il ne devrait y avoir aucune obstruction d'aucune sorte dans ces conduits.
- **Le sperme doit être fonctionnel:** Un sperme doit se déplacer (motilité) rapidement s'il n'atteint pas l'ovule ou n'a pas la capacité de le pénétrer.
- **La quantité de sperme doit être adéquate:** si le nombre de spermatozoïdes est faible, les chances de conception sont réduites. Elle doit être supérieure à 39 millions par éjaculation.

Infertilité masculine et perturbateurs endocriniens

Diverses substances sont associées à l'infertilité masculine, par exemple les biphényles polychlorés, les pesticides, les métaux lourds et les phtalates, qui affectent principalement les androgènes. Les androgènes sont responsables de la spermatogenèse et du développement des caractéristiques physiques masculines.

Dans les zones rurales, la qualité du sperme est moindre par rapport aux zones urbaines et de nombreux auteurs pensent que cela est dû à la présence de perturbateurs endocriniens dans les pesticides utilisés dans la région. D'autres études relient de faibles niveaux de testostérone aux composés perfluorés.

Pendant ce temps, l les PCB de peuvent diminuer la qualité du sperme à e na 50% et une incidence sur la mobilité et la viabilité des spermatozoïdes. L'effet de cette substance est l'un des plus inquiétants, à tel point que si 50 ans n'étaient pas interdits, les hommes pourraient perdre leur capacité de se reproduire par eux-mêmes.

Enfin, il y a les métaux lourds. Dans une étude réalisée sur des couples stériles ayant réalisé leur première *FIV* , le sperme a été analysé afin de trouver des biomarqueurs susceptibles de prédire l'issue de cette intervention médicale mais n'étant pas associés à la concentration, la viabilité et la mobilité des spermatozoïdes.

Les chercheurs ont constaté que plus de 40% des hommes n'étaient pas exposés au plomb pour des raisons professionnelles ou fumaient, mais la concentration de ce métal dans le plasma séminal et sanguin dépassait la limite supérieure autorisée et était corrélée inversement avec la fécondation des ovules.

En d'autres termes, lorsque plus de plomb était dans le sang des hommes dans l'expérience inférieure, c'est le taux d'ovulation qui a déclenché l'infertilité.

Dans notre société, le taux d'infertilité masculine est alarmant. Pour de nombreux spécialistes et instituts de santé, le fait que la maternité assistée soit de plus en plus nécessaire est une source de préoccupation, indique que quelque chose nous affecte profondément et qu'il est temps de faire quelque chose.

Chapitre 46. Cancer du testicule

Le cancer du testicule est un type de croissance cellulaire anormale qui peut se développer dans l'un ou les deux testicules. Il est une maladie qui touche principalement les jeunes hommes âgés de 20 à 39 ans vieux.

Le cancer du testicule est courant chez les hommes qui ont eu un développement anormal pendant la puberté, ont souffert de cryptorchidie ou dont un membre de la famille a développé un cancer. Elle est également courante chez l'adulte, seulement 6% des cas surviennent chez l'enfant et l'adolescent et 8% chez l'adulte plus âgé.

Les statistiques mondiales indiquent qu'en comparaison avec d'autres maladies cancéreuses, le cancer des testicules est rare, en fait, seulement 1 homme sur 250 sera affecté à un moment de sa vie.

Pour cette année 2019, l'American Cancer Society estime qu'environ 9560 nouveaux cas seront diagnostiqués et qu'environ 410 hommes mourront de la maladie.

Dans les hommes américains le cancer des testicules peut apparaître dans la SDE 15 ans et plus patient rapporté ci - dessous de 35 ans. Dans le monde, l'âge moyen du diagnostic est d'environ 33 ans.

La plupart du temps, la maladie est traitée avec succès, donc le risque qu'un homme meure de ce cancer est de 1 sur 5.000, mais la maladie a doublé son incidence au cours des dernières décennies.

Qu'est-ce qui cause le cancer des testicules?

Comme pour d'autres pathologies similaires, les causes exactes du cancer des testicules sont inconnues, mais les scientifiques affirment qu'il est étroitement lié à d'autres conditions telles que la cryptorchidie et que des gènes sont également impliqués.

La plupart des cellules cancéreuses testiculaires qui ont été observées ont des copies supplémentaires d'une partie du chromosome 12, dans d'autres cas, un nombre anormalement élevé de matériel génétique est observé et d'autres tissus montrent des modifications dans les chromosomes autres que 12.

Avec ces informations l scientifiques os ne peuvent pas fournir des conclusions définitives, mais a obtenu un jeu de mots commun par lequel commencer.

Perturbateurs endocriniens impliqués dans la maladie

Il n'y a pas non plus de preuve claire qu'un groupe spécifique de perturbateurs endocriniens favorise le développement du cancer dans les testicules, mais en raison de l'augmentation du nombre de patients ces dernières années, les scientifiques ne doutent pas qu'il s'agit de facteurs environnementaux.

À l'Université d'Édimbourg en Écosse, un groupe de scientifiques a développé un modèle qui vise à démontrer que l'exposition embryonnaire aux phtalates augmente de façon exponentielle le risque de développer un cancer des testicules entre 20 et 40 ans.

L'équipe de chercheurs a effectué une greffe de tissu de fœtus humains avortés sous la peau de souris et dans ce modèle, les cellules germinales des testicules sont également dans un état critique pour savoir s'il y a une défaillance du développement qui peut les rendre pré - carcinogènes.

Est - phtalate et d' autres substances chimiques utilisées pour la présente autour de nous considéré comme inoffensif et être observé si prédispose les animaux de développer un cancer. P a r pour les scientifiques de ce modèle a deux limites.

En premier lieu, il s'agit de savoir si l'effet du phtalate sur les souris peut se traduire chez l'homme et en second lieu, la durée de vie et de développement de ces animaux est bien inférieure à la nôtre, de sorte que la dynamique pourrait être différente.

Cette étude prometteuse vise à parvenir à une conclusion qui fournira plus de connaissances sur la maladie et les moyens possibles de l'éviter.

Chapitre 47. Cancer de la prostate

Le cancer de la prostate est un type de cancer qui se développe dans la prostate. Cette glande fait partie du système reproducteur masculin, sa forme est similaire à l'un écrou et est responsable de la produc vont liquide séminal qui nourrit et transporte le sperme de rlos.

La prostate est juste en dessous de la vessie, devant le rectum et dans son dos coïncide avec les vésicules séminales, autres glandes qui produisent le plus de sperme. La taille de cette glande changements au fil du temps, de sorte que chez les jeunes de la prostate est plus petite que e n l'homme des adultes et de ce changement est pas due à une maladie.

L'évolution du patient diagnostiqué d'un cancer de la prostate ne suit pas de schéma spécifique. Il se développe généralement lentement et se limite à la prostate, où il ne cause pas beaucoup de dommages, mais chez d'autres patients, la croissance est accélérée et peut se propager rapidement. La détection précoce est plus susceptible d'être un traitement réussi.

Est-ce courant?

Le cancer de la prostate est l'un des plus courants de chez les hommes, à l'comme le cancer de la peau. Pour cette année, on estime que le nombre de diagnostics sera de 174 650 hommes aux États-Unis , que 60% des patients seront des adultes de plus de 65 ans et que 31 se produiront . 620 décès dus à cette maladie.

À l' échelle mondiale, l'âge moyen du diagnostic est de 66 ans et rarement apparaît la maladie avant l' âge de 40 E n la 90% des cas le cancer est détecté quand il est LIMITAD ou aux organes de la prostate et dans lesenvirons, sur le plan clinique cette il est de nomina stade local ou régional et est plus facile à traiter.

Qu'est-ce qui cause le cancer de la prostate?

Les causes de ce type de cancer ne sont pas claires, mais les informations scientifiques dont nous disposons à ce jour il se rapporte à la génétique, la descente, l' obésité et le taux de cholestérol dans le sang.

Pour des raisons non encore déterminées, les hommes d'origine afro-américaine ont un risque plus élevé de souffrir de la maladie. De même, s'il y a une survivante du cancer du sein dans la famille de la patiente, les chances augmentent.

Les hommes obèses en général sont plus à risque de cancer de la prostate en raison des taux élevés de cholestérol dans leur sang et parce que cette substance a un rôle important dans la synthèse des androgènes, des œstrogènes et d'autres substances actives de la maladie.

Le cholestérol et est l' élément principal dans le métabolisme des lipides, la réponse inflammatoire et d' autres éléments liés à la formation et la progression du cancer, par conséquent, lorsque le cholestérol est à élevé, Aument à risque .

Perturbateurs endocriniens et cancer de la prostate

L'action de l ou s disrupteur et s endocrinien est pas entièrement défini malgré ont effectué diverses études. On pense que l'exposition fœtale aux pesticides organochlorés tels que le chlorpyrifos et les métaux lourds tels que l'arsenic joue un rôle important dans le développement de la maladie à l'âge adulte.

Ces deux produits chimiques simulent les fonctions œstrogéniques du bébé en formation et peuvent le modifier profondément, de sorte qu'il est plus sensible et sujet à la pathologie quelques décennies plus tard.

Le chlorpyrifos et l'arsenic ne sont actuellement pas interdits et sont censés être utilisés en dessous des limites légales et sûres, mais c'est une déclaration discutable compte tenu de l'augmentation de la prévalence de la maladie ces dernières années.

Chapitre 48. Autisme

«L' autisme» est le terme généralement utilisé pour désigner l os trasto RNOS du spectre autiste. Une personne autiste
se caractérise par des problèmes de communication et d'intera ction sociale, en présentant des intérêts fixes, des difficultés de partage et des comportements répétitifs.

Les troubles du spectre autistique se manifestent dans la petite enfance et persistent tout au long de la vie, le plus souvent le diagnostic a lieu avant les cinq premières années, que le petit pourrait aussi souffrir d' hyperactivité, le trouble déficitaire de l' attention, l' épilepsie, l' anxiété et la dépression.

Le niveau intellectuel varie beaucoup entre les personnes touchées, donc une personne autiste peut avoir des compétences cognitives élevées et d'autres en revanche pauvres, mais en général elles établissent peu de contact visuel, ne font généralement pas de sourires sociaux et rejettent tout type de contact physique.

Les enfants et les adultes atteints de troubles du spectre autistique présentent une hypersensibilité tactile, olfactive, gustative et auditive, ce qui contribue à maintenir un comportement irritable. Ils ont également peu de sensibilité à la douleur.

Les statistiques mondiales indiquent qu'un enfant sur 160 souffre d'un trouble du spectre autistique et qu'en Espagne, environ 450 000 personnes sont diagnostiquées. La prévalence de l'autisme est plus élevée chez les hommes que chez les femmes.

Effet indirect des perturbateurs endocriniens

L'exposition directe à un produit chimique ne provoque pas de trouble du spectre autistique chez la personne, car il s'agit d'un état de naissance. Le problème provient en fait de la grossesse et est étroitement lié aux niveaux d'hormones thyroïdiennes de la mère.

Barbara Demeneix, auteur du livre « *cocktail toxique: comment les poisons de la pollution chimique de notre cerveau* » et directeur d'une importante étude portant sur plus de sept universités pour expliquer au niveau mondial l à l' exposition à plusieurs perturbateurs endocriniens pendant la grossesse risque augmente quotients Peu d'intellectuels et troubles neurodéveloppementaux, tels que l'autisme.

Les chercheurs qui ont accompagné Demeneix ont partagé avec elle le soupçon que le mélange de diverses substances pendant la grossesse avait plus de poids que chacune séparément, ils ont donc utilisé une base de données épidémiologiques composée de plus de 2300 femmes enceintes et créé des mélanges de produits chimiques similaires à ceux qui ont été exposés, afin de les tester sur des animaux de laboratoire.

Leurs résultats ont été révélateurs, car ils ont que des concentrations similaires à la vie réelle interférer dans les réseaux de neurones et e n l'expression des gènes liés à l' autisme du spectre ta. Vérifiez également que le mélange de produits chimiques agit sur la thyroïde et sur les gènes qui régulent l' expression de la thyroïde, ce qui est essentiel pour le développement des fœtus.

Aux stades embryonnaires précoces, la glande thyroïde ne s'est pas complètement développée, de sorte que le fœtus dépend de la contribution de l'hormone thyroïdienne de sa mère. Si elle a un faible niveau, il n'y a aucun moyen de compenser le manque et donc le bébé est à risque d'autisme et de problèmes cognitifs après la naissance.

Cette grande contribution laisse un indice à quel point les perturbateurs peuvent être nuisibles lorsqu'ils agissent ensemble et à quel point leur impact est profond sur nos vies. L'autisme est une condition qui se maintient de l'enfance à la jeunesse et s'accompagne généralement d'autres conditions qui rendent la vie de la personne plus complexe.

Il n'y a pas de remède pour les troubles du spectre autistique, mais le fait de savoir que les hormones de la mère influencent le développement du trouble nous donne une voie claire pour le prévenir.

Partie IV Conclusions

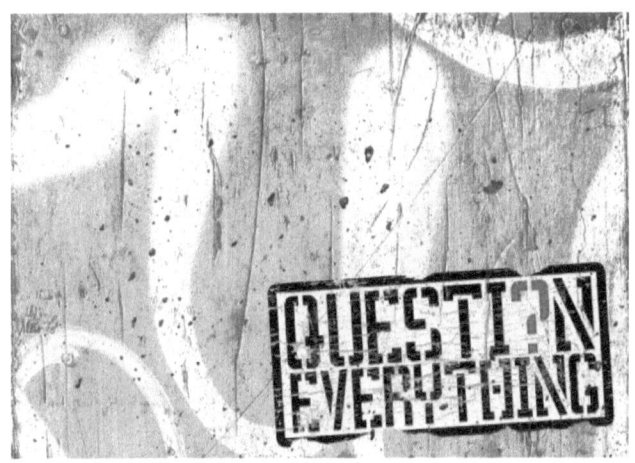

Chapitre 49. Mes recommandations préventives pour minimiser la pollution

En tant que spécialiste en endocrinologie et en médecine familiale, mes recommandations préventives pour minimiser la contamination par des perturbateurs endocriniens sont:

• Et éviter quipos électriques vieux , r ecordemos qui utilisé il y a quarante ans ba n fabrication de PCB.

• Préférer les aliments biologiques libres s de pesticides .

• Achetez des ustensiles de nettoyage écologiques ou des entreprises qui garantissent la sécurité des utilisateurs.

• E poussière VITAR, en particulier chez les enfants de moins de trois ans.

• L avar de nouveaux vêtements avant de les utiliser afin d' éliminer les déchets chimiques.

• E lavages à sec et plastifiés .

• U sar pinte de minéraux de uras ou une base végétale et vérifier Empre qui sont exempts de plomb.

• Utilisez des thermomètres numériques au lieu des thermomètres à mercure.

- C uidA r la consommation de poissons et fruits de mer , toujours vérifier sa provenance.
- Réduisez la consommation d' aliments en conserve, en plastique et chauds en plastique .

- Utilisez du verre pour micro-ondes , pas du plastique.

- N ou exposer les bouteilles en plastique au soleil .

- E vitar soleil aux heures nocives afin de ne pas utiliser d' écran solaire .

- Utilisez des gants et des détergents sans phénylphénol.

- Remplacez périodiquement les brosses à dents, au moins 3 fois par an.

Épilogue

"SOS Toxiques Hormonaux" est une collection de sujets qui abordent divers aspects de la contamination chimique de l'environnement et comment ces composés ont un impact sur l'état de santé des personnes. L'auteur, le Dr Mario Vega Carbo, endocrinologue clinique avec plus de 20 ans d'expérience, organisées ou quatre sections et plus de quarante chapitres, les principaux problèmes liés aux produits chimiques toxiques environnementaux qui affectent la santé, appelés perturbateurs endocriniens .

La première partie du livre a présenté dans un chapitre les concepts de base et les généralités sur les perturbateurs endocriniens. Ce sont des substances chimiques, en général, qui sont des produits fabriqués par l'homme et qui se distinguent pour présenter parmi leurs effets néfastes des altérations directes sur la santé des êtres vivants, affectant principalement la fonction et la régulation du système endocrinien, ainsi qu'elles peuvent provoquer des défauts de développement embryonnaire, des maladies génétiques et même des néoplasmes.

La deuxième partie du livre consacre chacun de ses chapitres à la présentation des principales substances toxiques présentes dans l'environnement, comment se déroule leur processus d'élaboration, comment elles entrent en contact avec les gens et quels sont les effets potentiels sur la santé . Dans cette section, il a été possible de reconnaître de nombreux composés présents dans divers objets que nous utilisons quotidiennement, par exemple des produits de nettoyage, des cosmétiques et même des substances dérivées d'insecticides et de pesticides pour traiter les cultures qui viennent à notre table dans les légumes et les fruits. Nous consommons

Dans la troisième section, il a traité chacune des maladies et des conditions cliniques qui sont liées ou qui sont influencées dans leur apparence, leur évolution et leur évolution par ces toxines. Les résultats de diverses études et investigations qui montrent les effets des perturbateurs endocriniens sur différents organes et systèmes du corps ont été brièvement compris , conduisant au développement de conditions pathologiques.

La dernière section, en guise de conclusion, a présenté une série de recommandations et de directives visant à offrir des ressources au lecteur pour prévenir de telles maladies et prendre soin de leur santé.

Nous espérons que le contenu du texte a servi à votre instruction; Le but est toujours d'éduquer l'individu afin que chacun puisse améliorer sa santé.

Merci d'avoir acheté et lu *SOS Toxiques Hormonaux*!

Références bibliographiques

Bursian S., Newsted J., Zwiernik M. (2012). Biphényles polychlorés, biphényles polybromés, dibenzo-p-dioxines polychlorées et dibenzofurannes polychlorés. Dans: Ramesh C. Gupta (éditeur). Toxicologie vétérinaire Academic Press, Oxford, pp. 779-796.

Arlene Blum, Simona A. Balan, Martin Scheringer, Xenia Trier, Gretta Goldenman, Ian T.Cousins, Miriam Diamond, Tony Fletcher, Christopher Higgins, Avery E. Lindeman, Graham Peaslee, Pim de Voogt, Zhanyun Wang et Roland Weber (2015) Déclaration de Madrid sur les substances poly et perfluoroalkyles. Perspectives de la santé environnementale Vol. 123, n ° 5

Ulla B. Mogensen, Philippe Grandjean, Flemming Nielsen, Pal Weihe et Esben Budtz-Jørgensen. «L'allaitement maternel comme voie d'exposition pour les alkylates perfluorés» Environmental Science & Technology 20 août 2015 doi: 10.1021 / acs.est.5b02237

Ecodes (2011) Les composés perfluorés (PFC) se trouvent dans l'eau du robinet et dans les aliments et affectent la santé. » Entretien avec Damià Barceló disponible sur: https://ecodes.org/noticias/los-compuestos-perfluorados-pfcs-estan-en-el-agua-del-grifo-y-los-alimentos-y-afectan-la-salud # .Xa8DocfQjIU

Universidad de Las Palmas de Gran Canaria (2014) Un expert en toxicologie de l'ULPGC explique à El Mundo les effets des phtalates. Interview de Luis Domínguez disponible sur: https://www.ulpgc.es/noticia/invesboada_20012014

AECOSAN (2013) Questions et réponses sur le bisphénol A. Document original disponible sur: http://www.aecosan.msssi.gob.es/AECOSAN/docs/documentos/ food_security / risk_management / Questions_responses_bisphenol_A.pdf

Cosmetic Ingredient Review (2017) Évaluation de l'innocuité des parabènes utilisés dans les cosmétiques. Disponible sur: https://www.cir-safety.org/sites/default/files/paraben _web.pdf

Guodong Zhang (2018) Triclosan, un ingrédient antimicrobien commun dans le dentifrice, les savons, lié à l'inflammation colique, le microbiote intestinal altéré. Disponible sur: https://www.umass.edu/newsoffice/article/triclosan-common-antimicrobial-ingredient

PD Darbre, A. Aljarrah, WR Miller, NG Coldham, MJ Sauer et GS Pope (2012) Concentrations of Parabens in Human Breast Tumors. KOURNAL DE TOXICOLOGIE APPLIQUÉE J. Appl. Toxicol 24, 5-13 (2004) Publié en ligne dans Wiley InterScience (www.interscience.wiley.com). DOI: 10.1002 / jat.958

Murali K. Matta, PhD1; Robbert Zusterzeel, MD, PhD, MPH1; Nageswara R. Pilli, PhD (2019) Effet de l'application d'un écran solaire dans des conditions d'utilisation maximale sur la concentration plasmatique des ingrédients actifs de l'écran solaire JAMA. 2019; 321 (21): 2082-2091. doi: 10.1001 / jama.2019.5586

CA DownsEmail authorEsti Kramarsky-WinterRoee SegalJohn FauthSean KnutsonOmri BronsteinFrederic R. M. CinerRina JegerYona LichtenfeldCheryl WoodleyPaul PenningtonKelli CadenasAriel KushmaroYossi Loya (2015)

effets du filtre Sunscreen Toxicopathological UV, oxybenzone (benzophénone-3), sur Coral planulas et de culture de cellules primaires et de son environnement Contamination à Hawaï et aux îles Vierges américaines. Archives de contamination environnementale et de toxicologie Février 2016, Volume 70, Numéro 2, pp 265–288

Cocca, Claudia; Ventura Clara; Nunez, Mariel; Randi, Andrea; Venturino, Andres (2015) Acta Toxicol. Argent. (2015) 23 (3): 142-152-142 -Le chlorpyrifos organophosphoré comme perturbateur œstrogénique et facteur de risque de cancer du sein. Loi Toxicol. Argent. (2015) 23 (3): 142-152

De Waisbaum, RG; Rodriguez, Cristian RamonIcon; Sbarbati, Norma Ethel (2017) Détermination du TBT dans les échantillons d'eau et de sédiments le long de la côte atlantique argentine. Technologie environnementale 0959-3330

David Santillo, Iryna Labunska, Maureen Fairley et Paul Johnston. Greenpeace (2003) Consommation de chimie. Une version électronique de ce rapport est disponible sur le site Internet: www.greenpeace.org/espana_es/

Catherine E Rice, Kim Van Naarden Braun, Michael D Kogan, Camille Smith (2007) Dépistage des retards de développement chez les jeunes enfants --- Enquête nationale sur la santé des enfants, États-Unis. Disponible sur: https://www.researchgate.net/publication/265516534_Screeni ng_for_Developmental_Delays_Among_Young_Children_---_National_Survey_of_Children's_Health_United_States_2007

Soler-Blasco R, Murcia M, Lozano M, Aguinagalde X, Iriarte G, Lopez-Espinosa MJ, Vioque J, Iñiguez C, Ballester

F, Llop S. Exposition au mercure chez les enfants espagnols de 9 ans: facteurs et tendances associés tout au long de l'enfance. Environ Int.18 juin 2019; 130: 104835. doi: 10.1016 / j.envint.2019.05.029. [Epub avant l'impression]. PMID: 31226565

Association européenne pour l'étude du diabète (2015) L'exposition aux pesticides est liée au risque de diabète Association européenne pour l'étude du diabète, communiqué de presse, sept. 15, 2015

Department of Analytical Chemistry The Connecticut Agricultural Experiment Station (2012) Élimination des résidus de pesticides dans les produits. Disponible sur: https://portal.ct.gov/CAES/Fact-Sheets/Analytical-Chemistry/Removal-of-Trace-Pesticide-Residues-from-Produce

Tianxi Yang, Orcid Jeffrey Doherty, Bin Zhao, Amanda J. Kinchla, John M. Clark, Lili He Efficacité des agents de lavage commerciaux et faits maison pour éliminer les résidus de pesticides sur et dans les pommes. J. Agric. Food Chem.201765449744-9752
Ángel Nadal (2012) Perturbateurs endocriniens. Disponible sur: http://dspace.umh.es/bitstream/11000/4649/1/Ángel%20Nadal .pdf

Ángela L. Londoño, Beatriz Restrepo, Juan F.Sánchez, Alejandro García-Ríos, Adolfo Bayona et Patricia Landázuri Pesticides et hypothyroïdie chez les agriculteurs des zones de culture bananière et caféière, à Quindío, Colombie Rev. Public Health. 20 (2): 215-220, 2018

Rzhetsky A, Bagley SC, Wang K, Lyttle CS, Cook EH Jr, et al. (2014) Les facteurs environnementaux et réglementaires au niveau de l'État affectent l'incidence de l'autisme et de la déficience intellectuelle. PLoS Comput Biol 10 (3): e1003518. doi: 10.1371 / journal.pcbi.1003518

Barbara A Cohn, Piera M Cirillo, Mary Beth Terry (2019) DDT and Breast Cancer: Prospective Study of Induction Time and Susceptibility Windows. Journal de l'Institut national du cancer, volume 111, numéro 8, août 2019, pages 803–810, https://doi.org/10.1093/jnci/djy198

Leonardo Trasande (2016) L'exposition des femmes aux produits chimiques pourrait coûter à l'Europe plus d'un milliard de dollars. Journal of Clinical Endocrinology and Metabolism, en ligne le 22 mars 2016.

Laura Birks, Maribel Casas, Ana M. Garcia, Jan Alexander, Henrique Barros, Anna Bergström, Jens Peter Bonde, Alex Burdorf, Nathalie Costet, Asta Danileviciute, Merete Eggesbø, Mariana F. Fernández, M. Carmen González-Galarzo, Regina Gražulevičienienė , Wojciech Hanke, Vincent Jaddoe, Manolis Kogevinas, Inger Kull, Aitana Lertxundi, Vasiliki Melaki (2016) Exposition professionnelle aux produits chimiques perturbateurs du système endocrinien et poids à la naissance et durée de la gestation: une méta-analyse européenne. Perspectives de la santé environnementale Vol. 124, n ° 11

John Meeker (2018) Exposition aux phtalates liée à un accouchement prématuré. Disponible sur: https://news.umich.edu/phthalate-exposure-linked-to-preterm-birth/
Andrey Rzhetsky, Steven C. Bagley, Kanix Wang, Christopher S. Lyttle, Edwin H. Cook Jr, Russ B. Altman,

Robert D. Gibbons (2014) Les facteurs réglementaires environnementaux et d'État affectent l'incidence de l'autisme et de la déficience intellectuelle. Disponible sur: https://journals.plos.org/ploscompbiol/article?id=10.1371/jour na l.pcbi.1003518

Mariana F. Fernández, Begoña Olmos, Nicolás Olea (2012) Exposition aux perturbateurs endocriniens et altérations du tractus urogénital masculin (cryptorchidie et hypospadias) Disponible sur: https://www.scielosp.org/article/gs/2007.v21n6/500 -514 /

Ramsey J, Li Y, Arao Y, Naidu A, Coons LA, Diaz A, Korach KS (2019) Lavender Products Associated with Premature Thelarche and Prepubertal Gynecomastia: Case Reports and Endocrine-Disrupting Chemical Activities J Clin Endocrinol Metab. 1 novembre 2019; 104 (11): 5393-5405.

Société européenne de reproduction humaine et d'embryologie (2010) Les scientifiques développent le premier modèle pour étudier les origines du cancer des testicules chez l'homme. Disponible sur: https://www.sciencedaily.com/releases/2010/08/10080320044 3.htm

Jaime Mendiola a, Jorge Ten a, Fernando Araico b, Carmen Martín Ondarza b, Alberto M Torres-Cantero c, José M Moreno-Grau d, Stella Moreno-Grau d, Rafael Bernabeu (2007) Rev Int Androl. 2007; 5: 173-80

À propos de l'auteur:

Dr Mario Vega Carbo

- Un médecin cubain a obtenu son diplôme en 1994.
- Spécialiste en endocrinologie et médecine familiale.
- Master en longévité et échographe.
- Professeur de physiopathologie médicale.
- Amateur de bien faire, de famille et de nature.

Autres livres

1. Une approche de l'endocrinologie naturelle
2. Alertes endocriniennes: sauver des vies
3. ABC du Endocrinólog ou à e l non spécialiste
4. Recettes de votre endocrinien
5. Où la reine des hormones... nouvelles
6. Mythes alimentaires, vision du logo endocrinien
7. SOS toxines hormonales, vérités nues
8. La vitamine D: Une hormone omniprésente?
9. Hormones, exercices et forme physique
    10. Obésité, diabète, thyroïde et SOPK

Disponible en 10 langues!

Réseaux sociaux

 drvegaendocrino.com Dr. Mario Vega - Tu Endocrino Online

 @drvegaendocrino @drmariovegaendocrinologo

Synopsis

Ils vivent avec eux tous les jours, sont présents dans l'air, sur terre, dans l'eau, dans les aliments, dans le produit de nettoyage et de soins de personnel. Nous parlons de perturbateurs endocriniens, substances chimiques produites par l'homme, qui modifient la fonction du système endocrinien et, par conséquent, les processus de notre corps régulés par des hormones.

SOS Toxiques Hormonaux, est une autre œuvre du Dr Mario Vega Carbó, spécialiste en endocrinologie, qui apporte à cette occasion un texte orienté pour éduquer sur les risques liés à la pollution chimique de l'environnement, avec un langage simple et clair pour tous les publics.

Le texte est divi de quatre sections principales qui expliquent les généralités et d'autres informations de Perturbateurs neuroendocrines, la classification et de la composition, ne NDE sont ces substances ed toxiques Interagir mo avec l'environnement, et son impact sur la santé des personnes.

E l livre détaille les principales maladies et états pathologiques sont liés aux perturbateurs endocriniens, en soutenant ces informations sur les résultats d'études scientifiques menées dans des universités prestigieuses.

Nous vous invitons à profiter de cette lecture et à en savoir plus sur les produits chimiques qui nous entourent, leur toxicité, leurs conséquences et leur prévention.

www.ingramcontent.com/pod-product-compliance
Lightning Source LLC
Chambersburg PA
CBHW030637220526
45463CB00004B/1557